CONSIDÉRATIONS PRATIQUES

SUR LE

TRAITEMENT DES FRACTURES

DES OS LONGS

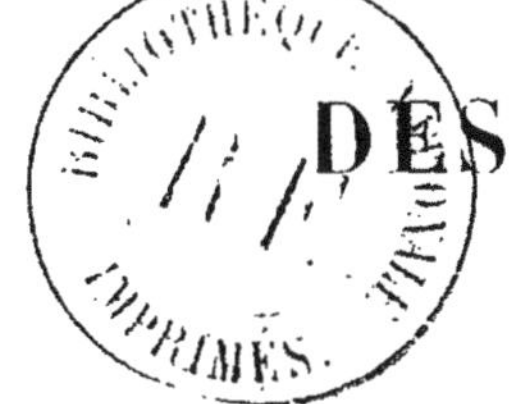

PAR

Le Dr Louis DESGOUTTES

Ex-Interne des Hôpitaux,
Lauréat des Hôpitaux (Prix Bouchet, Chirurgie 1904),
Chargé des fonctions d'Aide d'anatomie à la Faculté.

LYON

A. REY & Cie, IMPRIMEURS-EDITEURS DE L'UNIVERSITE

4, RUE GENTIL, 4

—

1904

CONSIDÉRATIONS PRATIQUES

SUR LE

TRAITEMENT DES FRACTURES

DES OS LONGS

CONSIDÉRATIONS PRATIQUES

SUR LE

TRAITEMENT DES FRACTURES

DES OS LONGS

PAR

Le Dr Louis DESGOUTTES

Ex-Interne des Hôpitaux,
Lauréat des Hôpitaux (Prix Bouchet, Chirurgie 1904),
Chargé des fonctions d'Aide d'anatomie à la Faculté.

LYON

A. REY & Cie, IMPRIMEURS-ÉDITEURS DE L'UNIVERSITÉ

4, RUE GENTIL, 4

1904

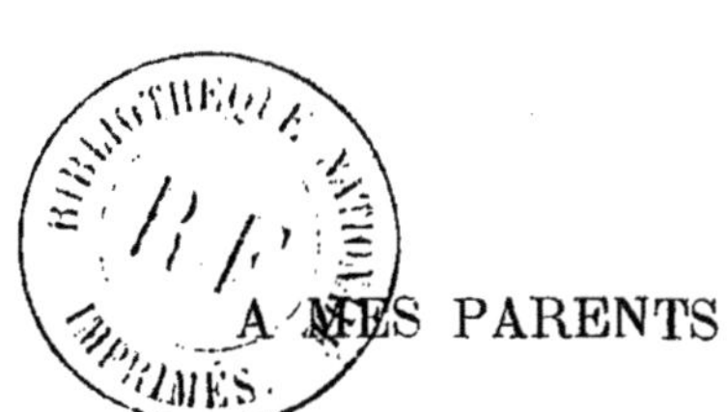

A MES PARENTS

A MES MAITRES DANS LES HOPITAUX

EXTERNAT

M. ROCHET, chirurgien-major de l'Antiquaille, professeur agrégé à la Faculté.

M. GANGOLPHE, chirurgien-major de l'Hôtel-Dieu, professeur agrégé à la Faculté.

INTERNAT

M. PIC, médecin des Hôpitaux, professeur agrégé.

M. BÉRARD, chirurgien des Hôpitaux, professeur agrégé.

M. MOUISSET, médecin des Hôpitaux.

M. LECLERC, médecin des Hôpitaux.

M. NOVÉ-JOSSERAND, chirurgien agrégé.

M. Maurice POLLOSSON, chirurgien-major, à l'Hôtel-Dieu, professeur à la Faculté.

M. ROLLET, professeur agrégé, chirurgien des Hôpitaux.

M. VALLAS, chirurgien des Hôpitaux, professeur agrégé.

M. ALBERTIN, chirurgien de la Charité.

INTRODUCTION

Nous avons eu l'honneur pendant un an d'être l'interne de M. le professeur agrégé Vallas, chirurgien de l'Hôtel-Dieu : nous avons vu pendant ce temps un certain nombre de fractures qui ont guéri avec un excellent résultat. Ces fractures ont été traitées par une méthode mixte utilisant à la fois l'immobilisation plâtrée ou ouatée et l'extension continue aidée du massage. Dans ce modeste travail nous avons l'intention d'exposer les moyens employés dans ce service pour soigner convenablement les fractures des os longs en essayant de préciser les indications de l'attelle plâtrée et de l'extension continue.

M. Vallas a bien voulu nous guider dans cette étude, nous l'en remercions sincèrement et le prions de recevoir l'assurance de notre entier dévouement pour l'intérêt qu'il nous a témoigné pendant les deux semestres que nous avons passés à ses côtés.

CONSIDÉRATIONS PRATIQUES

SUR LE

TRAITEMENT DES FRACTURES
DES OS LONGS

HISTORIQUE

Nous n'avons pas l'intention de faire un historique complet du traitement des fractures, ce serait inutile. Nous n'avons pas de documents nouveaux à apporter. Mais ce qu'il est intéressant de constater, c'est que les traitements sont pour ainsi dire des modes variant sous l'influence d'une école.

L'immobilisation et la mobilisation sont aussi vieilles que le monde et, cependant, on peut les opposer l'une à l'autre, la première représentant la période ancienne, la seconde la période moderne.

Il est probable que la première fois que des empiriques voulurent soigner un membre fracturé, leur première idée fut de mettre ce membre au repos, plus ou moins fixé dans une position normale ou se rapprochant le plus possible de la normale. Et pourtant Malgaigne nous enseigne qu'Hippocrate et Galien ont pratiqué l'extension continue pour les fractures de jambe et de cuisse. Ainsi donc, les principes de ces deux modes de traitement que l'on oppose toujours ont été ap-

pliqués pour ainsi dire en tout temps et en tout lieu
C'est dans le mode d'application de ces principes direc-
teurs du traitement qu'il faut chercher des variations.
Avant Lucas Championnière tous les chirurgiens se sont
ingéniés à trouver des appareils de contention parfaite,
c'est la période ancienne, la période d'immobilisation
à outrance.

Pour réaliser cette immobilisation, il a fallu s'adresser à des procédés fort divers ; nous rappellerons briè-
vement la série des appareils imaginés pour arriver à
ce résultat.

Les premiers en date sont les appareils amovibles, se
composant d'attelles, de coussins, de bandes, etc...,
dont le but est de fixer les différentes pièces et rendre les
fragments osseux immobiles. L'appareil de Scultet en est
le type le plus parfait : certains chirurgiens l'utilisent encore, et Berger l'a défendu énergiquement au Congrès de
chirurgie de Paris de 1895 : il est même possible de le
combiner avec une traction continue. Les appareils
hyponarcétiques des anciens rentrent aussi dans la classe
des appareils amovibles que l'on peut modifier facilement
et à l'aide desquels le membre reste pour ainsi dire
toujours à l'air sans jamais être enfermé hermétique-
ment comme dans certains appareils qui firent leur
apparition ultérieurement.

A la suite de ces appareils amovibles, il faudrait citer
ceux qui ont encombré les arsenaux chirurgicaux du
xixe siècle. Nous passerons sous silence tout ce que
Malgaigne appelle le « dévergondage de la mécanique
moderne ».

Parmi ces appareils inamovibles, il faut signaler en

première ligne l'appareil albuminé de Larrey. Celui-ci fut modifié par Scutin qui ajouta des ouvertures permettant de surveiller plus facilement le membre fracturé.

Velpeau inventa un appareil dextriné, plus facile à faire sécher. Lauzier construisit un Scultet amidonné.

Enfin, apparurent les appareils plâtrés, infiniment supérieurs à tout ce qui avait été fait auparavant. Cette apparition révolutionna absolument le traitement des fractures ; on usa et on abusa du plâtre : des fractures, même sans déplacement, qui auraient été parfaitement contenues dans une simple gouttière ouatée, furent encastrées dans des appareils lourds et grossiers pendant de longs jours. La consolidation se faisait lentement à l'aide d'un gros cal et de troubles trophiques souvent graves.

Le plâtre fut employé de manières fort différentes.

L'appareil en plâtre coulé semble le plus ancien — (les Arabes l'auraient employé depuis longtemps.) Diffenbach s'en servait habituellement par le procédé du moule.

Le procédé des bandelettes plâtrées enroulant complètement le membre fut un progrès sur la méthode précédente.

Enfin, en dernier lieu, apparut le plâtre Maisonneuve, c'est-à-dire le linge trempé dans la bouillie plâtrée. Hergott, de Nancy apporta une dernière modification en utilisant les attelles de gaze, telles qu'on les emploie universellement aujourd'hui.

Il faut également signaler les appareils en gutta-percha et les appareils silicatés qui ont été employés à la fois comme inamovibles et amovo-inamovibles.

Enfin, à chaque instant, on voit apparaître des gout-
tières métalliques, en fil de fer ou en zinc laminé, pou-
vant se retirer et se replacer facilement. Ces appareils
sont nombreux, il serait fastidieux de les énumérer
tous; disons seulement qu'ils rendent de grands services
dans les soins d'urgence à donner aux malades porteurs
de fractures et que, souvent, ils peuvent être employés
pendant les premiers jours qui suivent l'accident : nous
verrons comment, dans les chapitres qui suivent.

Dans ces dernières années, sous l'influence de Lucas
Championnière, l'immobilisation à outrance fut battue
en brèche et considérée comme un moyen de traitement désastreux dans beaucoup de cas. La simple
exposition dans une gouttière ouatée, avec ou sans
extension continue, aidée de massages réguliers, fut
opposée à tous les procédés anciens.

L'extension continue est de vieille date, nous le
disions au début de ce chapitre ; J. Petit et Velpeau le
pratiquaient couramment. Jobert de Lamballe perfec-
tionna leurs appareils. Gariel installa la traction élas-
tique, Gresley compléta sa méthode.

Tous ces procédés ont été compliqués à outrance et
actuellement les moyens les plus simples sont considérés comme les meilleurs.

Mais où Lucas Championnière fut novateur, c'est
quand il proposa la mobilisation et le massage des os
fracturés.

Comme il est naturel, l'abus du massage ne tarda
pas à se faire sentir ; beaucoup de chirurgiens, comme
pour le plâtre, ont été trop systématiques, délaissant
l'immobilisation, pour masser, même au prix de défor-

mations graves contre lesquelles il était difficile ensuite de faire quelque chose.

Pour être complet dans cet exposé rapide du traitement de fractures, il faut signaler la méthode ambulatoire qui fut appliquée aux fractures du membre inférieur.

Cette méthode a été peu employée en France. Le professeur Le Dentu a fait publier à son élève Lapeyre une thèse à ce sujet, mais il semble que peu de chirurgiens aient suivi ses traces. Nous ne l'avons pas vu employer dans le service de M. Vallas : cependant, elle a donné quelques résultats encourageants. Mais, comme les applications sont très limitées, il faut la considérer comme une méthode d'exception.

En résumé, nous voyons qu'il existe deux périodes distinctes, la période du plâtre, d'immobilisation à outrance et la période de la mobilisation. Dans un livre récent publié par MM. Hennequin et Lœvy, le plâtre est rehabilité ; il semble presque être un traitement nouveau, plus complexe qu'il ne doit être en pratique.

Sous la direction de notre maître, M. Vallas, nous avons essayé de montrer quels principes doivent guider le chirurgien dans le mode de traitement à employer. Ces principes ne sont du reste pas nouveaux, il faut cependant les rappeler et mettre chacun à sa place. C'est en donnant plus de place à l'un qu'à l'autre que l'on emploie des méthodes exclusives et il faut souvent pour des fractures en apparence semblables, employer un traitement différent. Ces considérations générales feront l'objet de notre première partie.

Dans une seconde partie, nous rapporterons simplement des observations prises au hasard, nous les discuterons en montrant à quelle indication il a fallu obéir pour employer telle ou telle méthode.

PREMIÈRE PARTIE

CHAPITRE PREMIER

PRINCIPES DIRECTEURS DU TRAITEMENT DES FRACTURES

Malgaigne définissait la fracture « la division brusque et violente des os et des cartilages » nous pourrions y ajouter, division ayant pour conséquence fréquente la modification de la statique du membre et de l'axe des tendons, et se réparant par un processus histologique défini que l'on appelle cal. Si nous ajoutons à la définition claire de Malgaigne une phrase longue et obscure c'est pour mettre en évidence, en tête de ce chapitre, les éléments à combattre dans le traitement d'une fracture quelle qu'elle soit.

C'est en effet contre la modification de la statique du membre et de l'axe des tendons qu'il faut lutter, en même temps qu'il est nécessaire de surveiller la réparation de la division osseuse. Il faut réduire et favoriser la formation du cal : voilà en deux mots le but à viser.

La Réduction. — Sa nécessité.

Réduire une fracture, c'est mettre tout en place. La réduction est quelque chose d'analogue à la suture d'une plaie aseptique, avec cette différence que dans la fracture des troubles mécaniques graves sont fort à craindre si l'on ne place pas en contact parfait les tissus divisés. Elle a une nécessité à la fois fonctionnelle et esthétique.

La nécessité fonctionnelle de la réduction est évidemment celle qui prime tout. La division de l'os entraîne, la majeure partie du temps, des modifications de l'axe du membre et des tendons. Si l'axe du membre est dévié, la statique articulaire est détruite et lorsque le malade veut reprendre l'usage de son membre, qu'il veut marcher par exemple, on constate que le pied ne porte plus normalement sur le sol ; les articulations sous-jacentes sont douloureuses, la claudication persiste, il faut faire porter un soulier orthopédique. Evidemment, dans certains cas de fractures de jambes, si la lésion est haut située, la modification de l'axe des os se fait moins sentir ; on ne peut pas dire qu'il se produise une compensation anatomique analogue aux compensations par courbure du rachis, cependant il se fait une adaptation fonctionnelle suffisante pour permettre l'usage du membre.

Au membre supérieur il ne s'agit plus de statique articulaire : les fonctions sont toutes différentes, mais nous trouvons dans les fractures qui y siègent de nombreux exemples de modification de l'axe des tendons, entraînant une impotence fonctionnelle grave et rebelle. Les fractures du radius à l'extrémité inférieure nous montrent souvent des modifications de ce genre : les fléchisseurs peuvent être sous-tendus par l'arc constitué par les fragments osseux : leur action est modifiée par une déviation latérale qui courbe dans la gouttière osseuse le groupe tendineux décomposant ainsi des forces, dont l'une des composantes se perd en inutiles frottements contre l'obstacle osseux.

La nécessité fonctionnelle de la réduction se révèle aussi lorsque la division osseuse et le chevauchement des fragments ont diminué notablement la longueur de l'os. A la cuisse, à la jambe, les conséquences de ce raccourcissement sont désastreuses ; c'est une boiterie contre laquelle on ne peut agir que par le relèvement des chaussures.

Les malades, par l'inclinaison de leur bassin; peuvent allonger sensiblement leurs membres, mais au prix d'une déviation rachidienne qui ne peut du reste parer qu'aux raccourcissements légers.

Il faut réduire aussi, parce que des troubles fonctionnels graves peuvent naître de la compression nerveuse due au déplacement des fragments. Et ceci peut se présenter soit immédiatement, n'ayant d'autre cause, que la cause mécanique résidant dans le soulèvement du nerf par l'os fracturé, soit à quelque distance de l'accident par l'enrobement du tronc nerveux dans un cal nécessairement volumineux pour réunir des fragments éloignés. On trouve des exemples de ce genre dans les fractures de l'extrémité inférieure de l'humérus. A ce niveau, les fragments se superposent quelquefois dans

le sens antéro-postérieur, tiraillant ainsi le médian qui
est tendu comme une corde sur un chevalet : les troubles consécutifs sont quelquefois graves si l'on ne re-
médie pas à cette élongation du nerf. La fracture de ce
même os siégeant à la partie moyenne ou supérieure
se répare souvent par un cal enserrant le radial : il se
produit ainsi une paralysie qui ne rétrocède en général
pas sans interventiou. Dans ces cas, une bonne réduction évite tous ces accidents et permet une guérison
sans accrocs fâcheux.

A côté de la nécessité de réduire pour éviter tous ces
désordres fonctionnels, il faut réduire aussi pour rendre au malade un membre qui ne soit pas déformé. Le
chirurgien ne doit jamais perdre de vue le résultat
esthétique dans une fracture : un malade qui, à la suite
d'une fracture de jambe, continue à boiter est encore
moins satisfait s'il garde une jambe plus ou moins déformée. Au membre supérieur, les déformations sont
désagréables pour les malades, surtout les malades fem-
mes qui attachent une grande importance à leurs formes.

Il faut avouer que la radiographie a eu une influence très heureuse sur la réduction esthétique. En
radiographiant sous plâtre ou en traction un membre
fracturé, on constate souvent que les os ne sont pas
bout à bout, qu'ils font un angle léger, etc..., toutes
choses que l'on peut corriger par un nouvel appareil.
Avec un changement de position, l'humérus se répare
bien, avec un bon résultat fonctionnel, par simple jux-
taposition des fragments ; en radiographiant les malades,
on peut souvent faire une réduction plus parfaite et
placer les fragments bout à bout.

Surveillance du cal. — Sa nécessité.

Lorsqu'une fracture est réduite et maintenue réduite, faut-il s'en désintéresser ? C'est évidemment ce que l'on fait trop souvent. C'est cependant à ce moment qu'il faut redoubler de surveillance, et les cas sont fréquents où il faut changer de tactique, substituer un appareil à un autre, au cours de la consolidation.

Nous ne voulons pas ici faire l'histologie du cal, c'est maintenant une chose bien définie, nous voulons simplement dire quelques mots de son évolution clinique ; ceci se borne à peu de chose : dès le sixième ou septième jour, la suture des fragments est ébauchée, mais elle est molle, non ossifiée, la radiographie ne décèle à ce moment qu'un peu de flou autour de la solution de continuité. Cet état est stationnaire jusqu'à la troisième semaine, et ce n'est que dans le courant de celle-ci que se fait la prise du cal, prise qui se fait comme la cristallisation d'une solution saline sursaturée. Cette cristallisation est très rapide, elle se fait souvent en une nuit : M. Vallas a vu des malades porteurs de fractures dont les fragments étaient mobiles la veille, se présenter le lendemain avec une consolidation suffisante.

Il faut cependant faire remarquer que la date de consolidation n'est pas la même pour tous les os. En règle générale, on peut dire que plus les os sont volumineux, plus la prise du cal est tardive ; d'autre part, plus on est près de l'épiphyse, plus la consolidation est précoce ; le tissu spongieux semble réparer plus

vite les solutions de continuité que le tissu compact
des diaphyses. Nous reviendrons plus loin, sur les
dates critiques de la soudure, en étudiant les observations ; mais il est bon cependant d'en fixer déjà quel-
ques-unes. L'humérus se consolide vers le dix-huitième
jour, le péroné vers le quinzième, le tibia exige au
moins trois semaines ; le fémur est lent à réparer ses
fractures, il faut toujours compter trente à quarante
jours. Quant aux lésions de l'avant-bras, intéressant le
cubitus et le radius au niveau de la diaphyse, quatorze
à quinze jours suffisent : pour l'extrémité inférieure du
radius, dix jours sont nécessaires et suffisants dans les
cas moyens.

Nous avons remarqué qu'au moment de la consolidation, de la phase aiguë de la prise du cal, les malades
accusaient une légère douleur et surtout une sensation
de chaleur intense au niveau du foyer de fracture. On
peut certainement prévoir une consolidation proche
quand les malades accusent ces phénomènes et redoubler de surveillance à ce moment pour éviter une consolidation vicieuse.

Ceci étant dit, l'attention du médecin traitant, devra
toujours être fixée sur l'évolution du cal, que nous
venons d'étudier rapidement ; elle varie peu pour les
mêmes os, si l'on exclut les maladies du cal et les
retards de consolidation et... que nous laisserons de
côté.

Pendant toute la période du cal malléable, les cor-
rections de la réduction sont faciles, les mouvements
légers que l'on imprime aux surfaces osseuses divisées
en présence seront même recherchées, car elles ont

souvent, comme l'a bien montré Lucas Championnière, une influence heureuse dans la réparation de la fracture.

La surveillance du cal relève d'un certain nombre de petits moyens intéressants ; nous les examinerons plus tard, mais il faut montrer leur nécessité comme nous l'avons fait pour la réduction.

Les cals vicieux, les enclavements musculaires, tendineux et nerveux surviennent habituellement dans les cas où on a abandonné la fracture à elle-même, après l'avoir réduite.

En ne tenant pas compte de la date de la consolidation, on s'expose à laisser reproduire des fractures, retardant ainsi la guérison. Il est certain qu'il faut toujours vérifier la solidité de la suture, mais encore faut-il se méfier des consolidations précoces parce qu'elles sont plus apparentes que réelles.

Enfin, il est de toute nécessité de surveiller la consolidation pour commencer les soins de la convalescence. Une fracture est souvent plus longue à guérir complètement qu'à consolider : c'est une grosse affaire que de diminuer la convalescence, c'est ce qui fait les bons résultats fonctionnels et la conservation des formes extérieures dépendant des parties molles.

CHAPITRE II

COMMENT ON PRATIQUE LA RÉDUCTION. COMMENT ON LA MAINTIENT.

Au début de ce chapitre, il est nécessaire de discuter le moment de la réduction. Tous les chirurgiens ne sont pas d'accord à ce sujet. Il est évident que, si le médecin est appelé immédiatement après l'accident, que le gonflement n'existe pas encore, il faut réduire tout de suite. Mais, dans le cas contraire, lorsque le membre est œdématié et que la contracture musculaire est violente, la conduite est plus difficile à tracer : Dupuytren et Velpeau voulaient qu'on réduisît à tout prix, c'est peut-être encore l'opinion de la majorité.

M. Vallas n'a pas coutume d'agir ainsi : la plupart du temps les malades sont placés dans une gouttière ouatée ou l'immobilisation est suffisante pour calmer la douleur et faire disparaître en partie les gros œdèmes qui ont suivi le traumatisme. Dans quelques cas, il existe des indications formelles qui passent par-dessus tout : ce sont les déformations à angle droit et les déformations occcasionnant des tiraillements trop violents, des vaisseaux et des nerfs. De même, lorsqu'il existe une menace d'ulcération de la peau au niveau de la fracture, l'indication est formelle. Dans la fracture de Dupuytren, par exemple, lorsque la luxation du pied en dehors est très marquée, il arrive fréquemment que l'arête du tibia menace de perforer la peau.

Dans ces circonstances, il faut, dès le début, faire une réduction grossière, se réservant une deuxième intervention, qui peut n'être qu'une vérification, deux ou trois jours après, alors que le gonflement a diminué suffisamment pour permettre l'appréciation exacte des déplacements. En somme, nous considérons la réduction immédiate comme étant la moins fréquente.

Les obstacles à la coaptation peuvent être de deux sortes : soit osseux, soit musculaires, des fragments ou la contracture. Dans les fractures en sac de noix, les débris osseux empêchent souvent la réduction; il faut, en quelque sorte, mouler le foyer de fractures pour rassembler les morceaux isolés. Dans les fractures très obliques, où il n'y a pas d'interposition, il est aussi souvent difficile de réduire, ou plus exactement de maintenir réduit; les fragments chevauchent attirés par les muscles en contracture.

La contracture existe donc dans toutes les fractures, plus ou moins marquée, dépendant souvent de l'irritabilité du sujet. Il faut la vaincre à tout prix et ceci n'est pas toujours commode.

Pour cela, il est préférable de recourir à l'anesthésie. Dans tous les cas nécessitant une réduction minutieuse, il ne faut pas hésiter à endormir le malade, et ceci surtout pour les fractures des jambes intéressant les malléoles, où il est de toute nécessité de réduire bien et d'appliquer un appareil plâtré sans lequel la déformation se reproduirait. Lorsque la division porte sur la diaphyse de l'os, les déformations se reproduisent

, moins ; on peut souvent réduire sans anesthésie. Si l'on ne pratique pas celle-ci, on pourra vaincre les résistances par des tractions manuelles lentes, faites sans secousses et avec patience. Broca fit un jour cesser la contracture chez un malade alcoolique en comprimant la fémorale ; ce procédé est évidemment élégant et facile, mais on ne l'a jamais employé avec succès depuis. -

Enfin, il est un mode de réduction facile, peu douloureux pour le malade et donnant une coaptation parfaite, c'est l'extension continue. C'est précisément dans ces fractures de la partie moyenne de la diaphyse dont nous parlions plus haut qu'il faut avoir recours à ce procédé. On peut toujours dans ce cas appliquer un appareil à traction auquel on suspend un poids variant avec la musculature du sujet. Chez un grand nombre de malades, nous avons employé l'extension continue comme moyen de réduction : l'application en est facile, le résultat bon, mais il faut bien remarquer que les fractures siégeant au niveau des épiphyses, près des articulations sont difficiles à réduire ainsi, et qu'il est préférable de pratiquer une réduction manuelle. Cette réduction du reste exige des manœuvres souvent fort complexes, qu'il faut savoir modifier avec chacun des cas. Nous ne saurions trop insister sur ce fait, et il ne faut jamais se décourager si des moyens ayant réussi dans des cas analogues échouent quelquefois : il faut essayer d'autres moyens, d'autres positions et le succès viendra souvent d'une modification légère.

Si la réduction présente souvent tant de difficultés et demande tant de doigté au chirurgien, il y a des cas où elle est inutile. Quelques fractures n'ont aucun déplacement, où bien la réduction s'est faite pour ainsi dire spontanément ; dans ces cas, il n'y a rien à faire comme premier temps, on devra seulement éviter la déformation.

Enfin, il existe des fractures où la réduction est impossible, et où les tentatives faites pour modifier l'attitude nouvelle n'ont souvent pas un effet heureux.

Quant la lésion porte sur l'extrémité d'un os long, il existe un écrasement du tissu spongieux constitutif de l'épiphyse, les travées osseuses sont bouleversées ; dans ces cas, on ne peut pas faire grand'chose pour réduire. Si l'on voulait faire œuvre utile, il faudait pouvoir laminer l'os, le remanier pour rétablir son architecture première. Les fractures de l'extrémité inférieure du radius sont le plus bel exemple de ce genre d'engrénement. Souvent il y a dislocation de l'épiphyse, la déformation n'est pas très considérable : il y a en quelque sorte un tassement du tissu osseux comme dans une fracture du calcanéum. Dans ces cas la réduction est illusoire. En anesthésiant le malade ; par des manœuvres de force, flexion et déjettement de la main sur le bord cubital, on croit modifier l'attitude vicieuse et, de fait, on la modifie mais très légèrement, mais ce que l'on ne peut pas atteindre et refaire, ce sont les dégâts causés dans la trabéculation de l'os. Il faut toujours être prévenu de cela pour ne pas faire trop de manœuvres qui deviennent inutiles et pour modifier le pronostic dès le début du traitement.

Voilà donc comment on peut pratiquer la réduction, soit manuellement avec ou sans anesthésie soit avec des appareils de traction : quelquefois la réduction a été inutile. La deuxième partie du traitement consiste à maintenir cette réduction. Pour ce faire, il existe deux grandes méthodes opposables et souvent opposées mais que nous considérons comme devant être combinées le plus souvent possible : ces deux méthodes sont le plâtre et l'extension continue.

Maintien de la réduction par le plâtre.

Dans les fractures dont le symptôme primordial est le déplacement ou plus exactement les fractures où il faut surtout lutter contre la déformation et sa reproduction, il est nécessaire d'employer l'attelle plâtrée. Il faut ajouter à cette indication, celle fournie par l'impossibilité d'exercer une traction continue ; les fragments ne donnant pas la facilité de poser un appareil de ce genre. Les fractures qui réclament la méthode plâtrée répondent à certains types que nous essaierons de classer.

En premier lieu, il faut placer certaines fractures situées au voisinage d'une articulation ; nous voulons surtout parler de celle portant sur la malléole et la région sus-malléolaire. Elles sont caractérisées par des déplacements détruisant complètement la statique du pied. De plus, les déformations se reproduisent facilement et il est impossible de maintenir la réduction par une simple traction. Les fractures du coude, c'est-à-dire celles portant sur les tubérosités inférieures de l'humérus rentrent dans la même classe. Elles sont souvent faciles à réduire mais très difficiles à maintenir réduites ; nous verrons plus loin que c'est cela qui en fait la gravité.

Les fractures de l'extrémité inférieure du radius présentent des indications semblables ; la déformation se reproduit facilement ; il faut absolument pour les maintenir une immobilisation très rigoureuse.

Dans tous ces cas, l'indication de l'attelle plâtrée est formelle, et son application exige des précautions spéciales. Ces précautions consistent simplement en ceci : la suppression rapide du plâtre, dans tous les cas où il y a une articulation en jeu, l'ankylose est à redouter. Il ne faut pas craindre d'enlever le plâtre, quitte à en faire un second. Aussitôt, le plâtre enlevé, on fera de la mobilisation de l'articulation et du massage, en plaçant le membre dans une gouttière ouatée pendant la nuit pour éviter des mouvements trop précoces qui pourraient amener de légères déviations au niveau du foyer de fracture.

En parlant des fractures para-articulaires, nous avons passé sous silence, celles intéressant les condyles du fémur, l'extrémité supérieure du tibia, et l'extrémité supérieure de l'humérus ; elles font exception à la règle que nous formulions plus haut.

Les fractures condyliennes ne doivent pas être mises en plâtre ; les déformations sont légères, peu réductibles, ce sont souvent des enfoncements avec encoche, qui n'ont aucun retentissement sur l'axe du fémur. Inutile par conséquent de les immobiliser avec une attelle rigide.

Pour l'extrémité supérieure du tibia, la situation est à peu près analogue ; il y a peu de déformation, et le danger est souvent dans l'articulation ; mieux vaut se contenter d'une gouttière ouatée ou d'une légère traction qui permettrait la surveillance de l'article.

Enfin, les fractures de la tête humérale, ne devront pas non plus être immobilisées en plâtre : il suffira de mettre une écharpe de J. Louis Petit, de les masser et de mobiliser toute l'articulation de l'épaule.

Pour être complets, nous devons signaler aussi les fractures de la tête radiale isolées ou associées à l'extrémité toute supérieure du cubitus. Elles ont été étudiées dans la thèse de Gazet inspirée par M. Vallas (Lyon, 1903). Le traitement en est difficile et fort variable : celles de la tête radiale isolée, sont analogues à celles de la tête humérale, il faut les mobiliser tout de suite, mais si le cubitus est intéressé, il faut réduire soigneusement et avoir recours à une attelle plâtrée placée en extension.

Dans les fractures siégeant au niveau du corps de la diaphyse, certaines particularités anatomiques commandent également l'attelle plâtrée : nous voulons parler des fractures spiroïdes et des fractures très obliques. Dans les premières, la traction ne peut pas maintenir les fragments en contact : il se produit en général quand on l'applique, une déviation de l'un des fragments qui tend à s'éloigner de l'autre, laissant ainsi un grand espace à combler. Dans les deuxièmes, la traction n'empêche pas les pointes de se relever, il faut souvent appliquer au niveau de celles-ci, une compression continue réalisée, soit par un sac de plomb, soit par un sac de sable, soit par un bandage circulaire, mais le résultat n'est pas toujours bon : il faut de préférence mettre un appareil plâtré, et cela avec le plus grand soin.

Dans ces deux groupes de fractures, spiroïdes et très obliques, si l'on voulait faire quelque chose de satisfaisant, il faudrait les enclouer. Nous avons vu plusieurs observations anglaises où on a fait l'enclouage des fragments, et cela avec succès. Nous n'avons pas d'observations personnelles de cas analogue ; cette méthode est dangereuse et beaucoup de chirurgiens hésitent à l'employer. Il ne reste alors pour ces fractures qu'une chose, c'est le plâtre qui doit être considéré comme le meilleur enclouage possible que l'on puisse pratiquer sans intervention sanglante.

Les malades, que nous avons suivis, porteurs de fractures de ce genre, ont tous été traités par le plâtre, et cela avec les précautions suivantes. Et d'abord, il est nécessaire de faire des attelles légères englobant le moins possible la circonférence du membre pour pouvoir surveiller facilement le foyer et éviter les troubles cutanés : cependant, il est des cas où il ne faut pas craindre d'avoir la main large et de solidement fixer les fragments par une gouttière faisant presque étui complet, quitte à faire plusieurs appareils pour se rendre compte de ce qui se passe dessous. C'est même un principe de la méthode de faire plusieurs plâtres : on réduit mieux en plusieurs fois, on évite les pressions sur les saillies osseuses et quelquefois on peut supprimer l'attelle et la remplacer par une gouttière ouatée, ce qui permettra de commencer les soins de la convalescence.

La suppression du plâtre est une chose à rechercher.

Etant donné que le cal se prend dans la troisième semaine, il ne faudra pas attendre plus pour enlever le membre de son étui rigide, sauf au cas bien entendu où il y a une contre-indication formelle.

Toutes les fois qu'il est possible même, nous cherchons à le supprimer plus tôt, sinon complètement, au moins une bonne partie de la journée : le cal mou est quelquefois assez puissant pour éviter la reproduction de la déformation. Dans les fractures spiroïdes et très obliques, il faut, au contraire, être extrêmement prudent ; la tendance à la déformation dure longtemps, le cal doit être très solide pour se décider à enlever le plâtre.

Cette méthode a de grands avantages ; le plâtre calme bien la douleur et on peut compter sur le maintien de la réduction. D'autre part, il est d'une application facile et le médecin peut laisser son malade de longs jours sans le voir. C'est un peu cela qui a fait le succès du plâtre ; pour un praticien qui ne peut voir ses malades tous les jours, c'est une sécurité de savoir des fragments bien enserrés dans une gouttière rigide, ne permettant pas au malade une attitude vicieuse.

Ces avantages sont réels, mais malheureusement les inconvénients sont nombreux et méritent d'être envisagés avec une grande attention

Si la douleur primitive est soulagée ; plus tard, alors que la fracture est déjà solide, apparaissent des douleurs secondaires intenses dues à des névrites développées dans le segment de membre immobilisé. Le membre sortant de la gouttière plâtrée a un aspect bien spécial : on dirait un membre de bois. La peau est sèche, desquame ; il existe un épaississement et un gonflement œdémateux très marqués ; les pores et les plis ont disparu ; des rougeurs se montrent de place en place, un aspect lisse, particulier s'étend sur toute la longueur du membre. Le système pileux est très modifié, les poils ont perdu leur pigment, ils sont longs, plus gros. Ces altérations s'étendent aux ongles qui sont épaissis, secs, fragiles, croissant et se courbant d'une façon exagérée dans les deux sens ; quelquefois, il se produit des ongles en griffe. Les sillons, les élevures, le brillant ont disparu pour faire place à une coloration jaunâtre et opaque. Enfin, quelquefois, les glandes sudorales ont augmenté leur sécrétion, la sueur a une odeur fortement acide.

Les troubles circulatoires sont également intenses, localement bien entendu ; la circulation est devenue irrégulière. Le sang veineux et la lymphe venant des extrémités ne présentent plus de cours régulier. Les conséquences en sont néfastes et d'abord ces troubles dont nous venons de parler sont peut-être fonction de cet arrêt circulatoire. La nutrition est vive à ce niveau, l'accumulation des déchets de l'activité cellulaire augmente sans cesse, exerçant une influence nuisible sur les cellules elles-mêmes. D'autre part, si l'on essaie de modifier la fonction dans laquelle le membre a été immobilisé, il se produit des œdèmes rapides, peu graves il est vrai, mais gênants pour le malade. Dans les fractures de jambe par exemple, il est impossible de laisser pendre celle-ci hors du plan du lit sans la voir rougir, se gonfler rapidement, causant au malade une sensation de lourdeur extrême.

Enfin, il se produit quelquefois de petites ulcérations,

des escharres légères dans les points où la pression de l'appareil s'exerçait plus énergiquement.

Les éléments sous-jacents de la peau n'échappent pas aux troubles trophiques : nous avons dit quelques mots des troubles circulatoires, il ne faut pas oublier les muscles et les nerfs. Dans le traité de Lucas-Championnière, des planches montrent les modifications subies par eux sous l'influence d'une immobilisation un peu longue : il se produit un processus fibreux constituant une myosite et une névrite interstitielle, le tissu conjonctif péri-musculaire et le périnèvre sont épaissis en même temps que les travées inter-fasciculaires ont augmenté de volume. Le résultat palpable de cette altération, c'est l'atrophie musculaire, ce sont les phénomènes douloureux. Les muscles semblent fondus, ils sont durs, réagissent mal à la volonté quand le malade veut les contracter et cette atrophie est souvent très tenace, il faut plusieurs mois pour la faire disparaître. Les phénomènes douloureux se présentent sous forme de douleurs irradiées le long des membres, de fourmillements persistants, accompagnés de troubles thermiques plus ou moins marqués.

Les articulations ne sont pas exemptes : elles sont toujours enraidies ; il ne se fait pas d'arthrite vraie au sens anatomique, mais cliniquement on trouve des ankyloses très douloureuses à rompre et que l'on est obligé de traiter énergiquement.

Enfin, un dernier inconvénient de la méthode plâtrée réside dans l'impossibilité de modeler le cal qui est en général très volumineux. Si la réduction a été malheureuse, il est bien difficile de modifier la position sans faire une ostéoclasie. Cette intervention n'est évidemment pas grave, mais elle prolonge le traitement et toujours il persistera un cal énorme, disgracieux et gênant.

Nous avons insisté longuement sur les troubles de l'immobilisation, c'est le défaut de la méthode et, comme l'usage du plâtre est une nécessité, on ne saurait trop en être prévenu pour le combattre aussitôt qu'il est possible de le faire.

Si la consolidation de la fracture se fait bien par le plâtre, si la guérison anatomique est facile, la convalescence est souvent longue et pénible ; voilà comment nous croyons devoir juger cette méthode.

L'extension continue.

A la méthode plâtrée nous opposons l'extension continue. Beaucoup de fractures peuvent être facilement maintenues par une traction avec poids : ce sont les fractures de la diaphyse ne répondant pas aux types que nous avons indiqués précédemment : les fractures de l'humérus, du fémur, de la partie moyenne de la jambe en sont le type. Pour les os de l'avant-bras, il faut faire exception : l'extension continue est pour ainsi dire impossible à réaliser et il existe à ce niveau une mobilisation des deux os l'un sur l'autre dans les mouvements de pronation et de supination qui réclament une attention spéciale. D'autre part, la présence d'un ligament rend solidaires ces deux os et facilite la formation de cals volumineux enrobant tout l'espace compris entre le radius et le cubitus ; il est donc nécessaire de mobiliser ces fractures très tôt en se contentant d'une gouttière plâtrée laissée quelques jours seulement et renouvelée plusieurs fois.

Ces considérations sont un peu déplacées ici, c'est pour les distinguer des autres fractures des os longs que nous avons fait cette petite digression qui nous permet de ne plus revenir à ce sujet.

Pour les fractures de jambe, dans le service de M. Vallas, l'extension continue est réalisée habituellement au moyen du chariot de Volkmann, que nous ne décrirons pas, puisqu'il est d'un usage courant. Cet appareil est pour ainsi dire indispensable, car, avec une simple gouttière la traction est très irrégulière et il y a trop de poids perdu par les frottements qu'exerce le membre sur la paroi.

Pour le fémur, on peut se contenter d'une gouttière Bonnet, mais une gouttière plate qui permette de placer le membre dans l'abduction nécessaire à la bonne coaptation des fragments. Nous avons utilisé quelques fois un appareil analogue à l'appareil d'Hennequin, un plan incliné double (double plan incliné américain), où le malade est, pour ainsi dire, pendu par le membre malade, le creux poplité reposant sur l'angle fait par les planches constituant l'appareil. La traction se fait par un poids fixé sur une poulie attachée au pied du lit, la contre-extension est réalisée par le poids du corps.

Au membre supérieur. pour les fractures de l'humérus, nous avons coutume d'employer l'extension continue, réalisée au moyen d'un poids attaché au niveau du coude par l'intermédiaire d'un étrier fixé dans la région, le poignet reposant sur une écharpe. Il est nécessaire d'éloigner un peu le bras du corps en plaçant un coussin entre le tronc et celui-ci : la traction est ainsi plus directe et plus régulière. Le coussin est toujours placé de façon à éviter la formation d'une crosse, d'un angle à sinus interne au niveau de la fracture. Dans certains cas, on peut aussi employer une traction pour ainsi dire fixe, exigeant le décubitus dorsal : une poulie est fixée en dehors du lit, la corde qui soutient le poids est attaché au coude; la contre-extension est faite par le poids du corps. Cette disposition ne vaut pas la première, il ne faut y avoir recours qu'autant que, pour une autre cause, il faut laisser le malade au lit.

On ne doit jamais employer des poids lourds pour l'extension continue. Dans les fractures de l'humérus, chez un adulte de musculature moyenne, on commence par 5oo grammes pour habituer le malade à son appareil. 1 kilogramme suffira toujours pour mener à bien le traitement.

Dans les fractures de jambe, 1 à 2 kilogrammes sont suffisants : le fémur seul réclame 6 à 7 kilogrammes. Tout ceci doit être fait en tâtant la résistance musculaire, car il est inutile de rendre le traitement pénible pour le malade.

Dans certains cas, il est bon de supprimer le poids quelques heures pendant le jour, en interdisant au malade de faire des mouvements suceptibles de modifier sa position.

Enfin on veillera avec attention à ce que les frottements qui pourraient diminuer la continuité de la traction soient le plus faibles possible et d'une constance à peu près parfaite.

Ces appareils primitifs sont les seuls employés pour réaliser la traction continue, ils sont du reste largement suffisants pour maintenir les fractures qui relèvent de ce traitement.

Quelques chirurgiens emploient l'extension continue comme complément du plâtre : ils installent une traction sur une jambe en plâtre, par exemple. M. Vallas ne pratique pas cette combinaison, elle semble du reste illogique, le plâtre supprime presque complètement la traction ; nous ne croyons pas devoir la recommander.

L'extension continue, pratiquée comme nous venons de l'exposer, est agréable au malade ; la douleur est supprimée rapidement, la contracture musculaire cesse vite et surtout les douleurs secondaires qui apparaissent si souvent dans la gouttière plâtrée, ne surviennent jamais. Au bout de quelques jours, il est même possible de mobiliser les fragments sans douleur et de réaliser ainsi ce que Lucas-Championnière considère comme un adjuvant puissant à la consolidation, l'irritation mécanique de la plaie osseuse.

Tous les troubles trophiques que nous avons pu constater, après l'immobilisation plâtrée, sont évités ainsi : la peau respire librement, la circulation se fait bien, les muscles gardent leur souplesse et s'atrophient peu. On ne voit pas des membres de bois à la peau squameuse, se pliant difficilement et qu'il est impossible de toucher sans provoquer des douleurs.

L'application de cette méthode est facile, mais il faut pouvoir surveiller les malades, on doit les voir presque tous les jours pour pouvoir augmenter les tractions, les maintenir dans la direction convenable. Pour la clientèle de campagne, il est difficile de réaliser tout cela, c'est peut-être le seul reproche que l'on peut adresser à l'extension continue.

Cependant, il est possible de combiner les deux méthodes, pour rendre précisément l'extension continue plus pratique, et ceci surtout pour les malades que l'on ne peut pas surveiller facilement. Nous avons souvent eu recours à ce procédé mixte dans certain cas de fractures de jambe. On peut laisser le malade en extension pendant quinze ou vingt jours environ ; à ce moment, lorsqu'on suppose que la prise du cal est proche, on applique une attelle plâtrée. Le malade a ainsi bénéficié de l'extension : son foyer de fracture n'est plus douloureux, les muscles n'ont pas subi la fonte rapide à laquelle ils sont voués par une gouttière plâtrée ; tout est en bon état, mais le cal n'est pas constitué définitivement. En appliquant une attelle, les fragments ne seront pas modifiés dans leur position, la consolidation se fera sans accroc et rapidement. Huit jours de plâtre suffiront pour cela. L'application de l'attelle est rendue facile par ce que nous disions plus haut, c'est-à-dire l'absence de douleur au niveau du foyer de fracture.

Cette association des deux méthodes, nous le répétons, permet une certaine négligence au moment critique : si l'on redoute la période de consolidation, il faut agir ainsi.

Le procédé est très simple et n'a que des avantages ; nous ne pouvons mieux dire que, dans beaucoup de cas, c'est le traitement idéal.

CHAPITRE III

SURVEILLANCE DU CAL

En disant qu'il faut surveiller la formation du cal,
nous voulons dire aussi aider et activer cette formation.
Cette partie de la thérapeutique des fractures tient
une grande place dans la méthode de Lucas-Championnière, il la place au premier rang; et cela à juste titre.

Pour favoriser la consolidation, les moyens dont on
dispose se réduisent à peu de chose, au seul massage.
Pratiqué au début, le massage est évidemment dirigé
contre les œdèmes et les épanchements sanguins qui
manquent rarement. Mais plus tard, au cours de la
deuxième semaine, alors que ces lésions ont disparu,
le massage méthodique a une influence heureuse sur
le périoste : l'irritation produite se manifeste par une
activité plus grande des éléments constitutifs du cal.
Mais encore faut-il ne pas abuser du massage, il peut
produire des cals trop volumineux, chez certains individus, surtout chez les sujets jeunes, il est alors inutile d'augmenter le travail d'ossification, celle-ci est
déjà suffisante. On se méfiera surtout du massage dans
les fractures para-articulaires comme celles de la tête
humérale où l'ossification peut envahir les ligaments et
les muscles. Les ostéomes du brachial antérieur relèvent souvent d'une hyperossification, produite à la

suite d'une fracture de l'extrémité inférieure de l'humérus.

Il ne faudra pas non plus masser les fractures, lorsqu'il existe des thromboses veineuses dans la région. Le danger est grand et il faut s'abstenir totalement de mobiliser le membre.

La question de savoir si le massage peut réduire un cal n'est pas tranchée par tous de la même façon, nous pensons que le travail d'usure est plus tôt réservé au jeu des muscles sur le point fracturé. M. Cl. Martin fait mastiquer les fractures du maxillaire inférieur, pour exciter la formation du cal par la mobilisation, et pour limer celui-ci par le frottement du maxillaire ; dans les fractures des os longs, les muscles entourant le foyer auront souvent le même rôle.

Quelques chirurgiens cherchent dans, la médication interne, un adjuvant à la formation du cal : nous dirons peu de chose à ce sujet. Nous n'avons eu recours à ces moyens que dans des retards de consolidation : les sels de chaux, la thyroïdine etc... peuvent être administrés dans ce but, mais nous n'en n'avons jamais constaté d'heureux effets.

En somme, on a peu d'action sur la formation du cal, mais on peut en avoir beaucoup sur les complications qui l'accompagnent quelque fois. Celles-ci, en apparences banales au début deviennent parfois redoutables puisqu'elles retardent la convalescence : nous voulons parler surtout des enclavements musculaires et nerveux.

Si le membre fracturé est inclus dans un appareil plâtré, il est difficile de faire quoi que ce soit. Toutes les fois que l'on fera un plâtre nouveau, pour surveiller la position des fragments, il est indiqué de faire une séance de massage du cal et des muscles. On soulèvera ceux-ci, en essayant de les saisir manuellement et de les libérer de la masse de consolidation. Dès que l'attelle sera supprimée, cette manœuvre sera pratiquée quotidiennement.

Si au contraire la fracture est maintenue par une traction continue, ces soins de surveillance sont plus faciles. On peut masser les muscles tous les jours, les soulever, les isoler. Une bonne pratique que M. Vallas recommande particulièrement est ce qu'il appelle l'auto-massage. Cette manœuvre consiste simplement à faire contracter les muscles de la région malade, en évitant toutefois les mouvements d'ensemble du membre qui pourraient mobiliser les fragments. En laissant la traction en place, on n'a rien à craindre de tout cela ; à la cuisse, il est facile de faire contracter le quadriceps sans modifier l'attitude du membre ; seule, la rotule subit une légère ascension ; de même, au bras, le biceps peut se contracter sans autre mouvement qu'une légère supination. Les malades peuvent faire cette exercice plusieurs fois par jour, évitant l'enclavement et l'engourdissement des muscles et ébauchant déjà l'usure du cal.

On a peu de prises sur les inclusions nerveuses, il faut patienter lorsqu'on voit quelques symptômes nerveux apparaître au cours de la guérison d'une fracture, il existe des guérisons spontanées, mais disons cependant qu'elles sont rares, habituellement il faut pratiquer une libération sanglante.

Petits soins de la convalescence.

Par les moyens que nous venons d'envisager, une fracture se consolide généralement bien, souvent dans une période courte avec le minimum de troubles trophiques, mais il en existe toujours quelques-uns. C'est pour rendre au membre son intégrité fonctionnelle et son aspect extérieur normal qu'il est nécessaire de compléter le traitement parce que nous appellerons les petits soins de la convalescence.

Ces soins peuvent se résumer en quelques mots : il ne faut pas laisser reprendre au membre ses fonctions trop tôt, et les reprendre une à une.

S'il s'agit d'une fracture de jambe, on ne laissera pas lever le malade tout de suite, l'œdème apparaît vite, on doit régler la circulation nerveuse qui est troublée, il est nécessaire de recommander la station assise sur le bord du lit, les jambes pendant au dehors. Cette position a le double avantage de rendre peu à peu aux veines la tonicité suffisante pour chasser leur contenu, et de faire jouer les articulations du pied et du genou. Les tractions sur l'avant-pied avec la bande d'Esmarch, déraidiront vite la tibio-tarsienne. Les béquilles sont nécessaires, souvent même un tuteur dans le soulier.

Les individus porteurs de fracture bimalléolaires paraissant guéris, risquent beaucoup de voir reproduire leur déformation primitive si le péroné n'est pas soutenu ; un tuteur externe solide doit toujours leur être imposé pendant plusieurs mois.

Ces précautions varient du reste beaucoup avec les

cas, nous ne pouvons les passer tous en revue, nous les signalerons au cours de nos observations.

Au membre supérieur, la convalescence est plus simple ; les articulations surtout sont à surveiller.

Les grands bains, simples ou sulfureux ont toujours un bon effet sur les malades ; ils rendent à la peau sa souplesse, aux muscles leur vitalité.

Quoique tout appareil de contention soit inutile, les patients trouvent agréables le port d'une bande de flanelle ou de crêpe Velpeau ; cette bande rend un peu de sûreté aux muscles et prévient les troubles circulatoires qui ne manquent jamais les premiers jours ; la tonicité du bandage remplace la tonicité absente des veines.

L'électricité et les frictions ne seront pas oubliées.

Il serait fastidieux d'étendre l'étude de ces petits moyens, mais nous ne saurions trop insister sur l'importance capitale qu'ils ont pour parachever la guérison. On peut gagner beaucoup de temps, on peut éviter les douleurs vagues et persistantes qui suivent les divisions osseuses. Si le chirurgien considère comme guéri un malade dont la fracture est consolidée, celui-ci ne se considérera comme tel qu'autant qu'il aura recouvré l'usage de son membre et que rien ne lui rappellera son accident.

DEUXIÈME PARTIE

OBSERVATIONS

OBSERVATION I

Fracture de l'extrémité supérieure de l'humérus

M. G..., Saint-Louis, voiturier, quarante ans.

Le 1ᵉʳ mai 1904, chute de voiture, contusions des poignets et traumatisme violent de l'épaule.

On amène le malade à l'hôpital, on constate qu'il est porteur d'une fracture de l'humérus très haut située, à 4 centimètres au-dessus du col, légèrement oblique de haut en bas et de dehors en dedans.

On place immédiatement une traction avec un poids de 1 kilogramme d'emblée.

L'appareil fut difficile à supporter au début du traitement. Rapidement le malade s'accoutuma et put circuler sans douleur, permettant de mobiliser les fragments.

Le trentième jour, le malade accuse une chaleur intense au niveau de son foyer de fracture, on enlève la traction, la consolidation est complète.

Le 30 juin 1904, sortie, le malade ayant été maintenu à cause de ses traumatismes du poignet.

OBSERVATION II

Fracture de la tête humérale.

Fl..., vigneron, soixante-six ans, cultivateur.

Le 17 mars, le malade est tombé sur l'épaule. Depuis la

chute l'œdème est devenu énorme, très douloureux. En examinant l'épaule on constate par la pression une crépitation osseuse très marquée; cependant la tête humérale est en place. Le bras est légèrement déjeté en dedans, il existe un raccourcissement de 1 centimètre.

Le malade est mis au repos pendant trois ou quatre jours, avec une simple écharpe, après quoi on commence la mobilisation de l'articulation et le massage, l'amélioration est rapide, le malade sort le 22 avril avec des mouvements presque normaux et n'accuse presque aucune douleur.

OBSERVATION III

Luxation de l'épaule et fracture de l'humérus,
au niveau du col chirurgical.

P. Charles, voyageur en librairie, salle Saint-Louis.

Le 25 mai 1902, le malade est tombé dans un escalier, sur le bras droit. Si on palpe l'articulation de l'épaule, on sent une dépression très nette au niveau de la tête humérale. Celle-ci n'est pas en place; on la trouve dans le creux axillaire. On sent, en outre, juste au-dessous de la tête, une crépitation nette et caractéristique, qui ne peut être confondue avec la crépitation plus sourde, que donnerait la luxation.

Le 22 mai, sous-anesthésie, on réduit la luxation, facilement du reste, et on immobilise le bras, dans une écharpe de Jean-Louis Petit.

Les jours suivants on se contente de masser la région.

Le 7 juin, le malade quitte le service, allant bien, mais ayant encore des mouvements fort limités. Il ne présente aucune déformation apparente.

On n'a pas revu le malade, mais il est probable que son état est satisfaisant puisqu'il s'est abstenu de revenir.

Observation IV

Fracture de l'humérus au niveau du col anatomique.

B... Claudine, ménagère, salle Saint-Paul.

Le 23 mai 1902, la malade glissa sur les rails du tramway, et tomba sur l'épaule gauche. Elle est amenée immédiatement à l'hôpital.

On sent une crépitation très nette au niveau du col anatomique, mais il est probable qu'il y a un certain engrènement puisque les mouvements du bras sont en partie conservés.

Dans ces conditions, on se contente de placer une écharpe et de masser la malade.

Les phénomènes douloureux disparaissent rapidement, les mouvements s'amendent et la malade quitte le service complètement guérie.

Observation V

Fracture de l'humérus au tiers supérieur.

D. Claudine, quarante et un ans, salle Saint-Paul, 27.

Le 3 juin 1904, la malade tombe sur l'épaule et se fracture l'humérus au tiers supérieur, l'œdème est énorme ; joint à l'adipose de la région l'examen est difficile. On laisse la malade au repos pendant trois jours pour pouvoir se rendre compte exactement de la lésion. Massage léger. On constate une fracture en rave.

7 juin. — Traction avec 500 grammes, puis 1 kilogramme. Il faut placer un gros coussin au niveau du coude pour avoir une traction normale parallèle à l'axe du bras et éviter la crosse. Massage deux jours après.

La malade est habituée à contracter ses muscles pour

exciter la formation du cal par le frottement et éviter l'enclavement.

Le 25 juin tout est solide. On enlève la traction. Mobilisation du coude et de l'épaule. Les muscles reviennent vite.

Il ne reste aucun trouble fonctionnel. Le résultat est parfait.

Observation VI

Fracture de l'humérus au tiers inférieur.

F... M..., 4 avril 1904. — Au cours d'une promenade en automobile, M... se trouvant sur le siège de devant reçut à la partie inférieure du bras le capot qui recouvre l'avant de la voiture.

Le malade est vu trois heures après l'accident. Pas de gonflement. Pas d'ecchymose. L'humérus est fracturé au tiers inférieur. Pour soulager ce malade, on fait une attelle plâtrée n'occupant que la face postérieure du membre.

Le lendemain, il faut couper les bandes de gaze tenant l'attelle, le gonflement en a rendu le port impossible.

6 avril. — On enlève l'appareil et on installe une traction continue avec un poids de 500 grammes seulement.

La radiographie montre une fracture légèrement oblique de haut en bas et de dehors en dedans, le trait de fracture semble décrire un léger tour de spire.

Radiographie avec la traction ; les fragments se coaptent bien, mais cette fracture doit être surveillée à cause de l'obliquité et du trait spiroïde. Il faut pour cela fléchir le coude à angle très obtus et mettre le bras en rotation externe. Dans la position fléchie à angle droit, les fragments s'écartent un peu.

10 avril. — Le poids est augmenté et porté à 1 kilogramme. On peut examiner le malade sans douleur, mobiliser les fragments comme on veut. Massage.

25 avril. — Sensation de chaleur dans le foyer de fracture.

Le cal n'est pas encore solide.

29 avril. — La consolidation est parfaite. On enlève tout.

Le cal n'est pas trop volumineux. L'articulation du coude se déraidit rapidement. Peu d'atrophie.

20 mai. — Le malade avoue ne se ressentir nullement de sa fracture et a repris ses occupations.

OBSERVATION VII

Fracture de l'humérus au tiers supérieur.

M... Boz. Salle Saint-Paul.

Le 7 mars 1904, la malade tombe d'une escarpolette, sur le bras. Elle vient à l'hôpital le lendemain.

On constate un gonflement assez marqué de la partie supérieure du bras. La douleur est vive dans la région, l'impotence fonctionnelle complète. Par l'examen on peut saisir les deux fragments que l'on mobilise facilement : c'est le type des fractures en rave.

9 mars. — Le gonflement a un peu diminué ; on installe une traction avec un poids de 500 grammes d'abord, de 1 kilog. ensuite.

Massage dès le début, pour faire disparaître ce qui reste d'œdème. La malade contracte fréquemment son biceps pour le mobiliser. On peut examiner les fragments sans provoquer de douleur : de temps en temps, on les frotte l'un contre l'autre pour activer la formation du cal.

27 mars. — La malade se plaint de souffrir un peu de sa fracture ; elle éprouve une sensation de chaleur intense à ce niveau.

30 mars. — On enlève tout. L'articulation du coude est rapidement assouplie.

13 avril. — Elle part, ayant retrouvé complètement les fonctions de son bras.

Deux mois après, on peut constater un cal petit, solide, entouré de muscles souples et vigoureux, la malade ne se souvient plus de son accident.

Nous pourrions multiplier les exemples de fractures de l'humérus. Mais ceci nous paraît inutile ; ces quel-quelques exemples sont suffisants.

Toutes celles qui intéressent la diaphyse (obs. V, VI, VII) ont été traitées par l'extension continue depuis le commencement jusqu'à la fin. Dans tous les cas, nous aurions pu terminer le traitement par le plâtre, appliqué autour du dix-huitième jour, mais ces malades étant restés dans le service, c'est-à-dire étant faciles à surveiller, nous avons préféré les laisser avec leur traction.

Dans ces conditions, le massage a pu être pratiqué du commencement à la fin et, lorsqu'ils ont été libérés de tout appareil, les muscles étaient en parfait état et les articulations ont été faciles à déraidir.

Etant donné les résultats excellents que les cas que nous avons étudiés ont fournis, cette conduite fort simple nous paraît réaliser le traitement idéal des fractures de ce genre.

Un point de détail reste à discuter. A quelle date doit-on appliquer la traction ? M. Vallas a coutume de la faire appliquer tout de suite : on est obligé évidemment dans ces cas de replacer plusieurs fois l'appareil à traction suivant les fluctuations du gonflement, mais les malades sont soulagés tout de suite. Quelques chirurgiens préfèrent laisser les malades quelques jours dans une gouttière ouatée ou dans une petite attelle plâtrée , qui exerce peu de striction sur la région tuméfiée. Nous pensons que l'application d'une extension n'est pas plus douloureuse pour le malade que celle d'une attelle plâtrée et qu'il vaut autant s'abstenir de retarder le commencement du traitement.

Quant aux fractures de l'humérus, c'est-à-dire de la tête et de la région sous-cervicale (obs. II, III et IV), nous n'avons employé ni traction ni attelle plâtrée ; la traction, en effet, ne peut rien faire dans ces fractures, car le déplacement est peu considérable et les fragments ne peuvent obéir à aucune impulsion quelle qu'elle soit ; autrement dit, ce sont des fractures qu'on ne réduit pas.

Quant à l'attelle plâtrée, évidemment, on aurait pu l'appliquer, avec un certain bénéfice pour le malade : les douleurs auraient diminué probablement, quoique elles fussent parfaitement tolérables avec une simple écharpe.

Une attelle appliquée dans de telles conditions aurait dû être enlevée très tôt, pour pouvoir surveiller les raideurs articulaires, qui n'auraient pas manqué de s'installer à la suite d'une immobilisation complète. Ce sont des fractures qu'il faut masser et mobiliser dès le début, autant de choses qu'il est nécessaire de pratiquer énergiquement durant toute la durée du traitement.

Observation VIII

Fracture des deux os de l'avant-bras au-dessus de la partie moyenne.

Le 15, P... Jeanne, fait une chute en montant sur un escabeau, elle tombe l'avant-bras portant sur un rayon, les deux os de l'avant-bras sont fracturés au-dessus de la partie moyenne ; tous les signes de cette fracture sont au complet. La malade habitant dans le voisinage de l'Hôtel-Dieu est amenée immédiatement. Il n'y a encore aucun œdème, aucune ecchymose.

Appareil plâtré le jour même, l'avant-bras est placé sur demi-pronation, le coude fléchi, attelle embrassant une minime partie du membre pour permettre au gonflement de se produire.

Le 21, c'est-à-dire six jours après, deuxième plâtre en supination forcée, l'appareil est appliqué après avoir fait accomplir plusieurs mouvements de pronation et de supination. On fait également une petite séance de massage.

Le 27, troisième plâtre. Après les mêmes préliminaires, mouvements et massage, attelle appliquée en pronation forte.

Le 31 tout est enlevé. On donne à la malade une bande de flanelle et l'on pratique de la mobilisation et du massage répété. Frictions à l'alcool.

La malade est revue trois semaines après portant un seau d'eau avec son bras malade. Les mouvements sont normaux. Le cal est peu volumineux.

Observation IX

Fracture des deux os de l'avant-bras au tiers supérieur.

C..., soixante-six ans, garde champêtre, Saint-Louis, 37.
Le malade s'est fracturé les deux os de l'avant-bras à

l'union du tiers moyen avec le tiers supérieur par choc
direct de la manivelle d'un cric.

16 août 1901. — Attelle plâtrée et l'avant-bras demi-
fléchi en forte supination.

21 août. — On enlève le plâtre, la consolidation est suffisante et on commence le massage. Pas de cal vicieux Pas
de déformation.

Observation X

Fracture des deux os de l'avant-bras au tiers supérieur.

S. Claudius, cultivateur, vingt-six ans, Saint-Louis, 5o.

Le 23 avril, le malade conduisait un chargement de
pierres. Pendant que la voiture marchait, il se fit prendre le
bras entre un bloc de pierre et deux rayons de roue. Il perçut
un craquement très net et, en retirant son bras, il put constater que les deux os étaient fracturés au tiers supérieur.

Le médecin, qui le vit après l'accident, lui mit une attelle
métallique. Le lendemain, le malade vint à l'Hôtel-Dieu.

On constate à ce moment une ecchymose considérable,
un gonflement énorme, une mobilité anormale, qui entraîne
le diagnostic. A ce moment, on se contente de masser le
malade pour amender tous ces symptômes.

9 mai. — On peut constater la direction des fragments et
les remettre facilement en bonne position. On applique une
attelle plâtrée en supination. Le malade quitte le service.

19 mai. — On sort le plâtre; on constate que les mouvements de pronation et de supination, quoique limités,
se passent normalement. Mais il existe une légère tendance des fragments du cubitus à s'incurver en dedans,
formant ainsi un angle ouvert en dehors, qui élargit consi-
dérablement l'avant-bras.

Le cal étant encore malléable, on redresse l'avant-bras,
et on place une deuxième attelle, le bras étant dans une
position intermédiaire entre la supination et la pronation.

Quelques jours après, le malade a enlevé son attelle; il

a mobilisé ses deux os et, quoique conservant un léger élargissement de l'avant-bras, il a acquis un résultat fonc-tionnel satisfaisant.

OBSERVATION XI

*Fracture des deux os de l'avant-bras, à l'union
du tiers moyen et du tiers inférieur.*

G... Françoise. Saint-Paul, 27, trente-six ans, ménagère.

La malade, le 6 juillet 1902, engagea son avant-bras entre deux barreaux résistants. Son avant-bras fut fléchi violemment et il se produit une fracture des deux os.

Pendant quatre jours on fait du massage avec un peu de mobilisation, consistant en mouvements de pronation et de supination.

10 juillet. —.On fait une attelle plâtrée en supination. La malade quitte le service.

19 juillet.. — Elle revient; on enlève la gouttière, décidé à faire un autre plâtre dans une autre position, mais la consolidation est faite. On se contente de mobiliser et de masser.

La malade est revue quelque temps après. Son état est extrêmement satisfaisant.

OBSERVATION XII

Fracture isolée du radius à la partie moyenne.

Le 16 novembre 1903, A... Pierre, quarante-sept ans, manœuvre, Saint-Louis. En déchargeant une voiture de bois, le malade reçoit sur l'avant-bras un cadre de poids considérable. Le choc fut tel qu'il s'affaissa sur le genou.

A son arrivée à l'hôpital, le bras est en pronation extrême, la supination est presque impossible tant elle est doulou-reuse. A la partie moyenne de l'avant-bras, on décèle sur le radius une encoche très nette correspondant au point le plus douloureux.

17 juin. — En tirant vigoureusement sur l'avant-bras, et en essayant de le fléchir sur le bord cubital, on fait un plâtre en demi-supination.

23 juin. — On enlève le premier appareil; massage, mouvements de supination et de pronation, deuxième plâtre en supination forcée.

Cinq jours après on enlève tout et on mobilise. La guérison est complète, sans gêne fonctionnelle persistante.

Ces cinq observations de fracture de l'avant-bras (obs. VIII, IX, X, XI et XII) sont à peu près calquées sur le même modèle. Elles présentent toutes la même gravité, c'est-à-dire la possibilité d'une consolidation avec cal volumineux, supprimant l'espace interosseux et les mouvements de pronation et de supination.

Ce danger, qui compromet sérieusement le résultat fonctionnel de ces fractures, constitue donc une contre-indication à l'immobilisation plâtrée de longue durée.

D'autre part, l'extension continue est impossible à appliquer. Il reste donc une seule indication à remplir c'est une immobilisation moyenne, permettant de surveiller attentivement la conservation des mouvements de supination et de pronation.

Les rapports de ces deux os dans leurs mouvements doivent, en somme, faire considérer leur rôle comme une articulation vraie. Il est donc de toute justice que l'attention du chirurgien soit portée sur ce point.

Pour réaliser cette immobilisation moyenne et la surveillance des mouvements dont nous avons parlé, il est nécessaire de se rallier à l'application d'attelles plâtrées qu'on laissera en place peu de jours, qu'on remplacera tous les six jours en plaçant l'avant-bras dans une position différente, supination ou pronation. L'immobilisation en pronation n'est pas admise par tous les chirurgiens : elle est douloureuse quelquefois et considérée comme dangereuse au point de vue de la consolidation vicieuse possible. M. Vallas n'est pas de cet avis, mais le premier plâtre doit être fait en supination très marquée ; ce n'est que progressivement qu'on met le membre en pronation et toujours dans une pronation non forcée.

Dans deux de ces observations, une seule attelle a suffi, c'est une heureuse circonstance qui a permis une mobilisation plus parfaite.

Dans l'observation XII, où le radius est seul fracturé, les conditions sont à peu près les mêmes, avec cette différence que l'immobilisation plâtrée est encore plus courte, quelquefois même supprimée complètement.

Ces résultats sont encourageants, mais il ne faut pas oublier que, dans ces fractures, lorsque le traumatisme a été violent et qu'il a surpris l'avant-bras en pronation, le déplacement est considérable et, souvent, les corps musculaires et les tendons peuvent s'enclaver entre les fragments. Ce sont toujours des cas graves qui se terminent souvent par pseudarthrose. Il faudra mettre tous ses soins à la réduction, qu'il est quelquefois possible de pratiquer d'une façon satisfaisante ; et il sera bon de ne pas mobiliser ces malades trop tôt, ce qui ne manquerait pas de favoriser de nouveau l'enterposition des muscles dans le foyer de fracture.

OBSERVATION XIII

Fracture de l'extrémité inférieure du radius.

Louis B...., quarante-trois ans, puisatier, Saint-Louis, 45 *bis.*

12 janvier. 1904. — Le malade fait une chute en arrière sur la paume de la main.

Il se présente à l'hôpital avec un avant-bras présentant la déformation typique en dos de fourchette. La pointe du cubitus paraît arrachée.

13 janvier. — Réduction sous-anesthésie par M. Vallas. On écrase le fragment inférieur par une forte pression pratiquée à l'aide de la paume de la main, l'avant-bras du patient reposant sur un plan résistant. La réduction semble parfaite. Attelle plâtrée dorsale, la main en flexion forcée et inclinée fortement sur le bord cubital.

22 janvier. — On enlève le plâtre pour commencer les massages.

30 janvier. — En examinant le malade, on est surpris de voir que la déformation s'est reconstituée presque entièrement : malgré cela, le fonctionnement du poignet est facile.

M. Vallas préfère temporiser que de tenter une nouvelle réduction sous-anesthésie.

13 février. — Le malade quitte l'hôpital, présentant une déformation en dos de fourchette très marquée, mais l'état fonctionnel est satisfaisant.

OBSERVATION XIV

Fractures de l'extrémité inférieure du radius.

B.. , Claudius, vingt-neuf ans, tréfileur d'or, salle Saint-Louis, 51.

Le 20 janvier 1903, le malade fit une chute dans un escalier. Le médecin appelé constata une fracture de côte et une fracture de l'extrémité inférieure du radius.

Cette fracture fut négligée à cause des phénomènes pulmonaires qui accompagnèrent la fracture de côte. La consolidation se fit avec un cal vicieux. Ce ne fut que le 11 février, c'est-à-dire trois semaines après l'accident, que le malade rentre à l'hôpital.

A ce moment, on constate heureusement que le cal est encore mou et, le 17 février, par l'extension forcée et des manœuvres énergiques, on parvient à redresser la déformation en dos de fourchette et à placer l'apophyse styloïde du radius au-dessous de celle du cubitus. Attelle plâtrée.

6 mars. — Le malade quitte le service dans un état satisfaisant : le poignet est à peu près en place ; les mouvements sont conservés intégralement, il reste seulement une légère déviation du côté radial.

OBSERVATION XV

*Fracture de l'extrémité inférieure du radius, avec
déformation en dos de fourchette.*

V.. , Jean, employé.

Le 2 septembre 1903, le malade rentre à l'Hôtel-Dieu pour une chute faite deux jours auparavant du haut d'une échelle, élevée de 2 mètres. Il est tombé sur la paume de la main, celle-ci étant en extension forcée.

On constate une fracture de radius avec déformation typique en dos de fourchette ; la main est déjetée sur le bord radial. Il est probable qu'il existe également une fracture de l'extrême pointe du cubitus. La réduction est facile. On met une attelle plâtrée et, le 10 septembre, on revoit le malade en bon état, et M. Vallas juge inutile de l'immobiliser de nouveau.

Observation XVI

Fracture de l'extrémité inférieure du radius.

C .., Marie, soixante-quinze ans.

La malade vient à la consultation de M. Vallas, le 22 juin 1903, avec une fracture de l'extrémité inférieure du radius, présentant tous les signes classiques de celle-ci.

La déformation est moyenne; mais cependant très nette. La réduction se fait facilement, en fléchissant énergiquement la main, en même temps qu'on soutient le fragment inférieur. A cette flexion, on ajoute une inclinaison forte de la main sur le bord cubital.

L'immobilisation est faite dans cette position avec une attelle plâtrée.

29 juin. — La malade revient; on enlève le plâtré. On constate que la fracture est bien réduite et consolidée suffisamment pour que l'on puisse se contenter d'une simple bande de flanelle, comme moyen de contention.

Observation XVII

Fracture de l'extrémité inférieure du radius,
avec déformation en dos de fourchette.

Alexandre B..., mineur, quarante-trois ans, Saint-Louis, n° 37.

Le 19 octobre 1903, le malade a fait une chute dans les escaliers; il vient à l'Hôtel-Dieu, le 22 octobre. La fracture du radius est nette; la déformation caractéristique.

On pratique immédiatement la réduction et on applique une attelle plâtrée dans la position habituelle.

Le plâtre est enlevé tôt, dix jours après. Mais l'extrémité inférieure du radius est volumineuse, l'impotence fonctionnelle considérable. Le massage et les mouvements de l'articulation du poignet sont surveillés et pratiqués attentivement, et, grâce à eux, le malade peut quitter le service le 22 novembre avec un résultat fonctionnel excellent, sans déviation de la région inférieure de l'avant-bras, mais cependant avec un épaississement très marqué.

OBSERVATION XVIII

Fracture de l'extrémité inférieure du radius.

G.,. Clémentine, journalière, soixante-trois ans, Saint-Paul.

Le 16 avril, la malade vient à l'hôpital pour une chute qu'elle fit trois jours auparavant. En tombant de sa hauteur, la malade se reçut sur la main droite en extension.

On constate un trait de fracture très net, siégeant à 3 ou 4 centimètres au-dessus de l'extrémité de l'apophyse styloïde. La déformation est peu marquée. On procède immédiatement à l'immobilisation par une attelle plâtrée en corrigeant la légère déviation constatée. La main est fortement fléchie, déjetée sur le bord cubital. Le 23 avril on enlève le plâtre pour permettre à la malade de reprendre ses mouvements. Il n'existe alors aucune déviation, sauf un certain gonflement de l'extrémité inférieure du radius. Les rapports de l'axe de la main et de l'avant-bras sont parfaitement conservés.

L'observation XIII mérite d'être étudiée avec attention, étant donné ce que nous disions de ces fractures dans notre première partie. C'est un exemple frappant de lésion intéressant le tissu spongieux de l'épiphyse, détruisant la trabéculation de l'os, lésion contre laquelle on ne peut rien, lésion qu'il est impossible de corriger.

Le résultat fonctionnel a été bon, mais le résultat esthétique désastreux ; c'est un pis-aller, auquel il faut savoir se soumettre, et il sera prudent, en présence de fractures de ce genre, de réserver son pronostic et de prévenir le malade de la possibilité d'une déformation persistante et impossible à corriger.

A la suite de l'observation XIII, qui laisserait supposer que les fractures du radius ne donnent au chirurgien aucune satisfaction, nous en ajoutons quatre autres dont le traitement a donné un résultat parfait soit au point de vue fonctionnel, soit esthétique.

Dans tous ces cas, les manœuvres de réduction ont été les mêmes, souvent difficiles, nécessitant une anesthésie générale, mais toujours, nous avons pu arriver à faire disparaître la déformation en dos de fourchette. Pour ceci, M. Vallas recommande de tirer et de fléchir énergiquement la main, non pas en saisissant uniquement celle-ci par la face dorsale, mais en embrassant en même temps le fragment inférieur, sur lequel on appuie fortement avec le pouce de la main qui réduit.

Il est nécessaire d'ajouter à cette manœuvre une pression vigoureuse, qui déjette la main sur le bord cubital. Le premier temps de cette réduction s'adresse à la déformation en dos de fourchette ; le deuxième à la déviation sur le bord radial, qui ne manque jamais dans ces cas.

La réduction est souvent plus difficile qu'on ne croit et on comprend qu'il est souvent nécessaire d'avoir re-

cours à l'anesthésie pour la pratique. C'est à cette con-
clusion qu'est arrivée la Société de chirurgie de Lyon,
en juin 1904.

La réduction étant faite, il n'est pas toujours commode de la maintenir et l'atttelle plâtrée doit être
appliquée vite, pendant qu'un aide maintient la position que nous avons indiquée tout à l'heure.

Les attelles sont laissées peu de temps, huit ou dix
jours dans les cas moyens, car il ne faut pas oublier
qu'une articulation est proche, que nous sommes dans
le cas de fractures para-articulaires que nous avons déjà
signalées, et que, par conséquent, il est urgent de
s'occuper de la mobilisation, aussitôt qu'il est possible
de le faire.

Lorsqu'on enlève le plâtre après dix jours, il est des
cas où on a des doutes sur le maintien de la réduction,
alors, il ne faut pas hésiter à faire une deuxième attelle.

Le massage et les petits soins de la convalescence ne
devront pas être négligés, étant donnée la gravité des
troubles fonctionnels, lorsque ceux-ci persistent. Il ne
faut pas laisser les malades faire des efforts violents et
leur recommander le port d'une bande de flanelle ou
de crêpe Velpeau, qui assure une certaine contention
en même temps qu'il donne, pour ainsi dire, un point
d'appui aux tendons.

Dans deux de nos cas, il a persisté un épaississement de la région. On ne peut pas, cependant, considérer celui-ci comme une déformation vraie, et,
même en supposant que cela en fût une, elle est moins
disgracieuse qu'une déviation qui fait angle.

Observation XIX

Fracture du condyle huméral, fracture articulaire.

B... Eléonore, soixante et un ans, Saint-Paul, n° 8. — Juin 1901.

La malade est tombée de sa hauteur sur le coude. Elle porte à son entrée des ecchymoses étendues dans la région externe du bras. L'examen décèle une crépitation nette dans les mouvements de pronation et de supination. La douleur est fixe, indiquant un trait de fracture qui a détaché le condyle numéral et la radiographie montre en plus une irradiation intra-articulaire.

Si on étend le bras complètement, il se produit une luxation en masse de l'avant-bras en dedans et le condyle détaché suit ses mouvements.

29 juin. — On pratique une anesthésie générale. La fracture est relativement facile à réduire. On immobilise avec une attelle plâtrée, le bras étant fléchi fortement, l'angle de flexion dépassant beaucoup l'angle droit.

Le plâtre est laissé en place pendant sept jours, après quoi on l'enlève pour faire des mouvements et du massage. On remet la gouttière après les séances de mobilisation.

La malade quitte le service le 10 août avec un bras non déformé, mais présentant un peu d'épaississement dans la région condylienne. L'état fonctionnel est satisfaisant, on peut l'évaluer aux trois quarts du fonctionnement normal de l'article.

Observation XX

Fractures multiples : du fémur au tiers moyen de la région sus-condylienne de l'humérus de l'extrémité supérieure et inférieure du radius.

L... François, quarante-six ans, maçon.

Le 19 août 1901, le malade travaillait sur un échafaudage, tomba d'une hauteur de 10 mètres. Dans sa chute, il se fit des fractures multiples.

Fracture du fémur au tiers moyen. Fracture de l'extrémité supérieure et inférieure du radius et fracture de la région sus-condylienne de l'humérus.

20 août. — On réduit la fracture fémorale par traction directe ; exceptionnellement, on met un plâtre. Pour les lésions du coude, on immobilise en flexion exagérée, en supination, l'avant-bras incliné sur le bord cubital et le poignet fléchi.

La position un peu bizarre de cette attelle est expliquée par la fracture de l'extrémité inférieure du radius. La seule chose qui nous intéresse est la position en flexion exagérée de l'avant-bras sur le bras pour parer à la déformation causée par la fracture sus-condylienne. La flexion sur le bord cubital semble être un contresens, puisque l'on doit toujours rechercher à conserver l'angle ouvert en dehors que fait l'avant-bras et le bras. Mais cette flexion s'adresse à la région du poignet pour combattre la déformation due à la fracture de l'extrémité inférieure du radius.

L'immobilisation plâtrée a été conservée au bras pendant vingt jours : ce qui dépasse beaucoup la durée moyenne d'immobilisation qu'aurait exigée la seule fracture du coude. Après ce temps, on enlève le plâtre et on commence la mobilisation des articulations et le massage.

Le 5 décembre, seulement le malade quitte le service, avec un résultat fonctionnel convenable, conservant un coude un peu volumineux.

OBSERVATION XXI
Fracture sus-condylienne du bras droit.

Jean C., six ans.

Le 28 septembre 1903, le malade fit une chute en arrière : le choc porta sur l'extrémité inférieure du bras.

A la radiographie, on constate une fracture sus-condy-lienne ; le fragment supérieur est placé en avant : l'inférieur est refoulé en arrière, mais tout contact n'est pas perdu entre eux. Deux ou trois jours après, M. Vallas réduit la fracture sous-anesthésie : il faut pour cela déployer une forte pression sur le fragment inférieur. Après la réduction, on constate que la déformation ne se reproduit pas, tous les mouvements sont possibles.

Immobilisation plâtrée en flexion modérée.

Après sept jours, on enlève le plâtre et on commence la mobilisation.

Le cal se forme sans prendre des proportions exagérées ; les mouvements reviennent bien. En novembre 1904, on peut constater que le bras droit est solide, bien musclé, non déformé. L'extension est complète ; la flexion est extrê-mement peu diminuée, on ne sent pas de cal, l'enfant peut faire de la gymnastique et, dans ses mouvements habituels on ne peut surprendre aucune gène, aucune incertitude.

En donnant quelques exemples de fractures du coude, nous n'avons pas la prétention de donner une règle de conduite pour le traitement de fractures aussi com-plexes. Elles sont graves, surtout celles intéressant la région sus-condylienne. Dans celles-ci, en effet, le fragment inférieur qui se place en avant est impossible à tenir réduit, même en plaçant le membre en extension comme le recommandait le Dr Laroyenne, dans la thèse de Berthomie. Ces trois observations que nous rapportons sont cependant intéressantes à étudier, car elles nous permettent de tirer quelques conclusions qu'il serait bon de vérifier.

La réduction se fait relativement bien : il faut pour cela tâtonner beaucoup, il n'y a pas de règles fixes ; le point le plus délicat est certainement le maintien de la réduction. Dans ces deux cas, l'immobilisation en extension était peu rassurante, le fragment se relevait facilement. M. Vallas a préféré ainsi immobiliser les malades en flexion car, dans cette position, la réduction semblait être maintenue d'une façon convenable, le résultat l'a du reste prouvé, puisque la consolidation s'est bien faite avec une capacité fonctionnelle suffisante.

Dans l'un des cas, l'attelle a été laissée en place sept jours seulement, c'est évidemment peu et il ne faudrait peut-être pas prendre cette durée comme règle de conduite : il faut être très prudent à ce point de vue.

Dans le deuxième cas, la durée de l'immobilisation a été longue de vingt jours ; malgré cela, l'articulation a recouvré une grande partie de ses mouvements. Les raideurs articulaires dépendent quelquefois plus des obstacles mécaniques que de l'inactivité prolongée de l'article.

OBSERVATION XXII

Fracture du deuxième métacarpien de la main gauche.

Marius D... En jouant au foot-ball, le 5 décembre 1901, le malade a fait une chute sur le dos de la main ; la tête du métacarpien portant sur le sol; il vient à l'Hôtel-Dieu et on constate une fracture portant à la partie moyenne du deuxième métacarpien. Les signes de la fracture sont nets, mais il n'existe pas de déformation persistante, raison pour laquelle on se contente de placer une petite attelle plâtrée sur le dos de la main. Cette attelle est enlevée au bout de cinq ou six jours pour masser le malade. Les jours suivants entre les séances de massage on laisse une petite planchette à la face palmaire pour éviter toute complication.

Bon résultat.

OBSERVATION XXIII

Fracture du quatrième métacarpien au tiers inférieur.

B... Auguste, garçon boulanger, vingt ans.

Le 11 mai, le malade a eu la main prise entre deux sacs de farine ; il s'est fait une fracture du quatrième métacarpien, sans déplacement.

On met une simple attelle en bois pendant quelques jours. On se contente ensuite de faire un peu de massage. Le malade a un résultat fonctionnel parfait.

Les fractures des métacarpiens, en apparence bénignes, présentent souvent de petits accidents à l'abri desquels il faut savoir se mettre. Ces deux cas que nous avons retrouvés ont été simples. On les a immobilisés légèrement et, pendant un temps court, il n'y avait pas de déformation, par conséquent rien à craindre pour la suite. Mais il arrive souvent que la tête du métacarpien est abaissée par la sangle constituée par les tendons des interosseux qui cravatent le col de l'os. Il faut lutter contre cette chute de la tête par une attelle palmaire qui relève les têtes sans les dépasser, pour permettre au malade de ne pas laisser enraidir ses articulations métacarpo-phalangiennes.

Si, au contraire, il n'existe pas de déformation, il suffira de faire ce que nous avons fait dans ces deux cas, une petite attelle dorsale.

Le cal, quelquefois assez apparent, se lime bien et les malades ne gardent de ces fractures que peu de traces.

Observation XXIV.

Fracture du tibia à la partie inférieure.

B... Eugène Constant, manœuvre, cinquante-trois ans, Saint-Louis, 61.

Le 7 décembre 1903, le malade glissa sur le bord du trottoir et tombe en arrière de sa hauteur, le pied étant en rotation en dehors. Il dit ne pas avoir perçu de craquements mais il ne put se relever ; il existait au niveau de la région malléolaire une douleur très vive.

A son entrée, on constate une ecchymose à deux travers de doigts au-dessus des malléoles. On sent nettement le trait de fracture du tibia à ce niveau. Il existe de la mobilité anormale. La fracture est trop haut située pour mettre une extension. On doit mettre une attelle plâtrée. Le malade quitte le service le 6 février, avec résultat fonctionnel et esthétique parfait.

Observation XXV

Fracture du tibia droit au tiers moyen.

B... Louis, vingt-sept ans, cultivateur, Saint-Louis, 60.

Le 1er septembre 1902, le malade a reçu un coup de pied de cheval sur la jambe droite. Il n'a plus pu marcher.

On constate une fracture à la partie moyenne du tibia. Le déplacement est peu considérable. On applique une traction avec un chariot de Volkmann.

La traction est enlevée au bout de vingt-cinq jours. Le massage est continué. Le malade quitte le service le 27 octobre avec une jambe non déformée, lui permettant de reprendre son travail.

Observation XXVI

*Fracture du tibia au tiers inférieur et du péroné
au tiers moyen.*

R... Claude, vingt-neuf ans, manœuvre, salle Saint-Louis.

Le 14 juillet 1902, le malade a reçu un coup de pied violent au cours d'une rixe.

On constate le lendemain, que le tibia est fracturé à 5 centimètres au-dessus de la malléole. Le péroné présente une double fracture, l'une à la partie inférieure, et l'autre à la partie moyenne.

La réduction est facile. On se contente de placer la jambe malade dans une gouttière ouatée et de pratiquer du massage pendant quinze jours.

A ce moment-là, on met une gouttière plâtrée que le malade garde une quinzaine de jours.

Le 1er septembre le malade va bien; la fracture est bien consolidée, mais les tissus ayant été très altérés au moment de l'accident, la convalescence est longue, et ce n'est que le 4 octobre, qu'il quitte l'hôpital, ne présentant pas de raccourcissement.

Le résultat est excellent : le malade marche très bien.

Observation XXVII

Fracture de la jambe droite au tiers inférieur

Claude B..., quarante ans.

Le 21 mars, le malade fait une chute, le pied tourné en dehors.

Le 22 mars, on met une traction, avec le chariot de Volkmann, et avec un poids de 2 kilogrammes. Le vingt et unième jour, exactement, le cal est solide.

La mobilisation forcée donne bien encore de légers mouvements, mais la solidification est commencée.

On continue pendant onze jours encore la traction.

Le vingt-huitième jour, on supprime tout.

Le résultat est excellent. La jambe et le pied sont en bonne position. Le cal est à peine senti sous forme d'un épaississement du tibia. Le malade a donc guéri par simple traction.

Observation XXVIII

Fracture de jambe au tiers inférieur.

O... Pétrus, quarante-trois ans. Cultivateur, salle Saint-Louis.

Le 27 août 1903, le malade descendait d'une échelle, lorsque son pied glissa entre deux échelons. Il tombe à la renverse et se fait une fracture au tiers inférieur de la jambe, par le mécanisme de la flexion. On sent nettement le trait de fracture.

On place la jambe en extension continue.

Le malade quitte le service le 15 octobre, avec un résultat excellent. La consolidation est parfaite. Pas de déformation.

Ces observations de fracture de jambe sont le triomphe de l'extension continue.

Lorsque le tibia seul est intéressé, la diaphyse bien entendu, souvent l'attelle constituée par le péroné intact peut être suffisante, quoique la réciproque soit beaucoup plus vraie. Ces lésions de la partie moyenne de la diaphyse réalisent toutes les conditions favorables à l'application d'une traction.

Les malades ont pu être massés pendant tout le temps du traitement. Ils n'ont présenté aucun trouble trophique, les muscles n'ont pas subi d'atrophie considérable et on a pu surveiller jour par jour l'évolution du cal. La convalescence a été courte, ce qui représente le traitement idéal pour une fracture.

Nous ne saurions trop insister sur la nécessité d'employer des poids légers pour la traction : 1 kilogramme au début, 2 ou 3 au maximum ensuite, et ceci jusqu'à la fin du traitement.

Nous répéterons encore qu'il est bon de surveiller la position de la jambe dans la gouttière du chariot, de soutenir le talon pour éviter la chute du pied et la consolidation avec un angle ouvert en avant. Quelquefois, en effet, c'est un écueil de la méthode, la traction relève un peu le fragment inférieur, donnant ainsi à la jambe une incurvation antérieure dont les conséquences sont graves pour la statique de la jambe.

Nous n'avons pas d'observations de fractures de ce genre avec fragments très obliques. Dans ces cas, il faudrait ajouter à la traction, des pressions faites sur le fragment qui se relève, par des sachets de sable ou de plomb, et ne pas craindre quelquefois d'avoir recours à l'immobilisation plâtrée pour être sûr de ne pas voir des aiguilles osseuses perforer la peau, grâce aux petits mouvements incessants, qu'il est impossible de supprimer avec l'extension continue.

Observation XXIX

Fracture de l'extrémité supérieure du tibia.

G... Nicolas, quarante-deux ans, peintre-plâtrier, Saint-Louis, 59.

Le 13 octobre 1901, en jouant aux boules, le malade tombe et se fracture le tibia au tiers supérieur.

Pas de déplacement. Pas de déformation.

On se contente d'une gouttière ouatée et du massage.

Le 2 décembre, le malade part à Longchène en bon état.

Il revient le 3 janvier marchant bien. Quelques douleurs persistent lorsque la jambe porte vigoureusement à terre, dans la descente d'un escalier, par exemple.

Observation XXX

Fracture de l'extrémité supérieure du tibia gauche.

F... A..., représentant de commerce.

Le malade allait à son travail, portant un lourd carton d'échantillons, quand il fut renversé par un bicycliste. Il ne peut guère préciser sa chute, mais il est probable que c'est par torsion que le tibia s'est fracturé. Bref, il ne put se relever.

Le 20 mars, jour de l'entrée à l'hôpital, le malade porte un gonflement très marqué de la partie supérieure de la jambe, avec hémarthrose très considérable de l'articulation du genou correspondant. L'ecchymose est considérable. Le palper décèle un trait de fracture transversale. Le péroné semble indemne. Il n'existe pas de rotation de la jambe.

Aussitôt après l'entrée on fait du massage pour faire disparaître le gonflement et l'ecchymose : le membre étant placé dans une gouttière ouatée.

Au bout de quelques jours, le gonflement ayant disparu,

on se contente d'une traction légère, la déformation ne
méritant pas, dans le cas présent, l'application d'une attelle.

Le 10 avril, on supprime l'extension, on fait du massage
et de l'électrisation. Le malade sort avec un résultat
p arfait.

Ce genre de fractures réclame une surveillance minutieuse, car une immobilisation longue par une attelle
plâtrée serait désastreuse pour l'articulation voisine,
qui est presque toujours le siège d'un épanchement
séreux ou hématique.

L'extension continue fait peu. Le fragment supérieur est trop court, s'il tend à se relever, on n'aura
aucune action sur lui, mais malgré tout, comme souvent il y a peu de déplacement, une légère traction
suffira, et on pourra à son aise traiter l'articulation
sus-jacente.

La gouttière ouatée a suffi dans l'observation XXIX,
comme elle pourrait le faire dans beaucoup de cas, on a
par conséquent le choix entre celle-ci et une extension
à poids faible, si le malade souffre en gouttière, on
emploiera l'autre méthode et réciproquement.

La consolidation se fait en général vite, la région
épiphysaire étant entourée solidement par des masses
musculaires puissantes

Observation XXXI

Fracture du péroné:

C... Victor, trenté-sept ans, camionneur.

Le 6 juillet, le malade a été jeté à terre par un cahot de
la voiture ; celle-ci lui a passé sur le pied.

On l'amène à l'hôpital. Le pied tombe en arrière, adduction très marquée accompagnée de rotation en dedans. La fracture siège au-dessus de la malléole, le tibia est intact.

La réduction se fait facilement par simple traction et relèvement du pied. La fracture ne se reproduit pas. Pas de plâtre. On se contente d'une simple goutti ère ouatée.

Massage immédiat.

Guérison rapide. Le malade quitte l'hôpital le 3o juillet.

Observation XXXII

Fracture du péroné au tiers inférieur.

D... Alexis, quarante ans, camionneur, Saint-Louis.

Le 24 décembre 1903, le malade est tombé, une voiture lui a passé sur la partie inférieure de la jambe. Il ne peut se relever et est conduit à l'hôpital.

On constate à son entrée un gonflement et une ecchymose considérables. Un seul point douloureux à 7 centimètres au-dessus de la malléole externe. Il existe à ce niveau une dépression suffisante pour porter le diagnostic de fracture. La crépitation est obtenue façilement.

Comme il n'existait pas de déformation apparente, on se contente de mettre le malade en gouttière ouatée et de le masser.

Le 24 janvier, le malade quitte le service complètement guéri.

Les observations XXXI et XXXII représentent le type des fractures faciles à soigner. Le tibia constitue une excellente attelle et, la plupart du temps, il est inutile de faire autre chose que du massage laissant, entre temps le membre malade dans une gouttière ouatée.

Il est quelquefois bon, si la fracture est bas située, d'assurer la solidité du péroné après la guérison par le port d'un soulier solide, portant sur sa tige externe un tuteur métallique.

Observation XXXIII

Fracture sus-malléolaire.

Louise M..., trente-quatre ans, salle Saint-Paul, 10.

Le 19 décembre 1903, la malade fait une chute dans un escalier : la jambe en adduction est écrasée par le poids du corps.

On l'amène immédiatement à l'Hôtel-Dieu. Le cou de pied est tuméfié, deux ecchymoses couvrent les malléoles externe et interne. Le pied est en varus équin comme enroulé sur son bord interne, il tombe fortement en arrière. Par le toucher on découvre aisément le foyer de la fracture. Le diagnostic est en somme facile.

Le 21 décembre, après deux jours de repos en gouttière ouatée, le pied étant seulement soutenu et vaguement replacé en position normale, on procède à la réduction, elle est impossible sans anesthésie.

On pratique alors une anesthésie générale, et on réduit la fracture. Attelle plâtrée. Pied en varus exagéré. Le talon est fortement relevé.

25 janvier 1904. — Deuxième attelle, légère, que la malade quitte le jour pour se faire masser.

12 mars. — La malade est revue avec un excellent résultat.

Observation XXXIV

Fracture sus-malléolaire de la jambe gauche.

G..., Louis, cinquante-six ans, voilier, Saint-Louis.

Le 12 décembre 1903, le malade en montant sur un

trottoir glisse et tombe, en même temps qu'il se produisait une torsion de la jambe en dedans.

Le malade est amené à l'hôpital immédiatement. La jambe est déformée, le pied tourné en dedans. On constate que le tibia est cassé à 6 centimètres au-dessus de la malléole, le péroné à 10 centimètres environ.

On place le malade en gouttière ouatée, en attendant qu'on ait la radiographie.

Celle-ci montre une fracture spiroïde du tibia. On met alors le malade dans une gouttière plâtrée La réduction est difficile, nécessite une anesthésie générale, le 16 décembre.

Vingt-cinq jours après, on enlève le plâtre et on constate que la consolidation n'est pas faite et que la déformation a une tendance à se reproduire.

On refait une deuxième attelle, qui est laissée en place quatre semaines.

A ce moment, la consolidation est presque faite, mais le malade continue à souffrir.

On laisse la gouttière la nuit, mais le jour on l'enlève, pour pratiquer du massage, de l'électrisation et de la mobilisation articulaire.

Le malade reste longtemps dans le service et on l'envoie au mois d'avril à Longchêne.

Nous avons revu le malade en novembre 1904. Le résultat esthétique est bon, mais les douleurs persistent, et la boiterie est encore très accentuée.

Les fractures sus-malléolaires ont été bien étudiées dans la thèse de Barberousse, Lyon, 1904, où M. Vallas a exposé ses idées sur ce sujet.

L'extension et le plâtre doivent être employés suivant les cas ; tout dépend des facilités à appliquer un appareil à traction et du déplacement. Cependant, dans l'observation XXXIV, qui est, du reste, une fracture sus-malléolaire atypique, à trait spiroïde, nous devons faire remarquer combien il a été difficile de maintenir la réduction et de s'opposer à la rotation de la jambe qui ne cessait de se reproduire quand on enlevait l'attelle plâtrée.

L'extension a été essayée dans ce cas ; elle n'a pas semblé donner une réduction suffisante, et il est probable que, traité ainsi, ce malade eût conservé une grosse déformation.

Du reste, quoi qu'on fasse, ces fractures sont très graves, longues à consolider, car la diaphyse de l'os est intéressée sur une grande longueur, et la statique de la jambe est fortement modifiée. On devra toujours en réserver le pronostic.

Dans les fractures sus-malléolaires typiques, c'est-à-dire celles qui n'intéressent pas la diaphyse par un trait spiroïde remontant très haut, nous avons dit que la réduction était souvent difficile. M. Vallas admet en principe que, dans ces cas, il ne faudrait pas hésiter à faire une intervention sanglante pour les réduire, si les moyens habituels avaient échoué. Nous n'avons pas d'observations où l'on ait été contraint d'intervenir au moment de l'accident : nous n'avons que des cas qui ont été traités ainsi pour cals vicieux, et qui ne rentrent pas dans notre sujet. Il est probable que, chez ces malades, en présence de l'impossibilité de réduire, on aurait pu faire mieux par la méthode sanglante.

Observation XXXV

Fracture bi-malléolaire compliquée.

J... Achille. Réprésentant de commerce. Saint-Louis n° 58.

Le 7 avril 1903, le malade en tombant, se fait une fracture bi-malléollaire, avec une plaie cutanée répondant au fragment tibial supérieur. Le trait de fracture du tibia, était nettement transversal et la plaie en reproduit exactement la direction et les dimensions.

On laisse quelques jours seulement la jambe dans une gouttière ouatée et, le 11 avril, on applique une attelle plâtrée.

Le malade sort guéri le 4 mai. Le pied est en très bonne position, sans déformation apparente. Le résultat fonctionnel est excellent. On fait porter au malade un tuteur à tige externe.

Observation XXXVI

Fracture bi-malléolaire de la jambe droite.

O... Pierre, sans profession, soixante et un ans, Saint-Louis.

Le 17 février 1903, le malade a glissé sur le bord du trottoir et est tombé avec son pied en adduction forcée. Aussitôt, il ressentit une violente douleur au niveau des malléoles ; la marche est impossible.

A son arrivée, on constate un œdème considérable de la région malléolaire et tous les signes d'une fracture malléolaire.

Réduction. On met une attelle plâtrée en adduction.

Le malade sort de l'hôpital le 15 avril, le pied en position normale ; tous les mouvements sont possibles, faciles, et indolores. On fait porter au malade un tuteur à tige externe.

OBSERVATION XXXVII

Fracture bi-malléolaire par adduction.

G... Joseph, garçon boulanger, Saint-Louis.

Le 12 janvier 1903, le malade a roulé du haut d'un escalier et est tombé sur le pied gauche. Il s'est fait une fracture bi-malléolaire. Mais il n'y a pas de déplacement. On met le malade dans une gouttière métallique. Après vingt-cinq jours de repos et de traitement par le massage, le malade commence à marcher avec des béquilles. Il quitte le service le 15 février, avec un résultat fonctionnel parfait.

OBSERVATION XXXVIII

Fracture bi-malléolaire du pied gauche.

M... Pierre, quarante-neuf ans, serrurier, Saint-Louis, n° 59.

Le 7 janvier, le malade descendait en courant la montée de Chouland : ayant engagé son pied dans les rails du tramway, il tomba. Il se présente avec un peu d'œdème péri-malléolaire du pied gauche. On sent un trait de fracture à l'extrémité inférieure du péroné. Il existe à ce niveau un point extrêmement douloureux à la pression.

La malléole tibiale est arrachée également, mais il est plus difficile de s'en rendre compte.

Le malade est mis au repos pendant quelques jours. L'œdème disparaît et on peut alors constater que la fracture péronière porte à 6 centimètres exactement au-dessus de la pointe de la malléole.

La malléole tibiale a peu de chose.

Le 15 janvier, on pratique une anesthésie générale ; on réduit la fracture et on place une attelle plâtrée.

Le 26 janvier, le plâtre est enlevé ; on commence le massage. Le malade sort le 26 février, parfaitement guéri.

Observation XXXIX

Fracture bimalléolaire.

L... Félonie, ménagère, trente-sept ans, Saint-Paul, 26.

Le 1ᵉʳ avril, la malade en descendant un escalier a fait un faux pas et s'est tordu en dehors le pied gauche.

On remarque à son entrée un œdème considérable du cou-de-pied, avec quelques ecchymoses.

La palpation révèle un trait de fracture au-dessus des malléoles.

Le 3 avril, on procède à la réduction et à l'application d'une attelle plâtrée. Mais, le 9 avril, la malade souffre trop et on est obligé de lui enlever son plâtre et de lui en faire un deuxième qui soit moins compressif.

La malade présente des signes de thrombose veineuse et lorsqu'on lui enlève son appareil, quinze jours après, on est obligé de s'abstenir de massage pour ne pas réveiller la phlébite.

La malade quitte le service, le 18 mai, en bon état, conservant encore de l'œdème, signe de sa thrombose veineuse.

Observation XL

Fracture bimalléolaire de la jambe gauche.

Jean-Antoine R..., trente-quatre ans, corroyeur, salle Saint-Louis, 48.

Le 28 mai 1902, le malade est tombé d'une hauteur de 2 mètres : il est tombé debout, mais sur un terrain inégal, et son pied gauche s'est tourné en dehors.

Le malade est mis en gouttière ouatée pendant cinq jours. On le masse tous les jours.

Le 3 juin on procède à la réduction et on applique une attelle plâtrée.

Le pied est fortement en varus. Le 20 juin, on enlève le plâtre. Le 26, le malade sort, marchant avec une canne ; le pied est en bonne position. Tuteur externe.

Ces quelques exemples de fractures bimalléolaires pris au hasard montrent nettement que ces fractures relèvent du plâtre, sauf le cas où la réduction étant faite, les fragment restent en place.

Trois indications dominent le traitement de ces cas : quoique nous les ayons déjà signalées dans notre première partie, nous ne saurions trop y insister :

La réduction doit être soigneuse, la contention parfaite, l'immobilisation courte.

La réduction est souvent facile, elle se fait quelquefois spontanément, sous l'influence de légers mouvements du malade ; dans ces cas, elle ne se reproduit pas et on peut s'abstenir de plâtre et se contenter d'une simple gouttière ouatée.

Mais à côté de ces bons cas, beaucoup sont très difficiles à réduire : il est nécessaire de faire une anesthésie générale. Il faut tirer beaucoup, dans l'axe de la jambe, en saisissant à pleine main et en relevant fortement pour corriger la chute du pied. La déformation se reproduit quelquefois si facilement que l'on peut se demander si elle est véritablement réduite, ces cas-là sont des plus défavorables car on risque, en faisant l'attelle, de laisser le pied reprendre son attitude

vicieuse. Ceci est l'explication de la nécessité d'une
contention parfaite. L'aide qui maintient le pied, pendant que l'on applique l'attelle, ne doit pas se désintéresser de ce qu'il fait, car le pied sera placé en flexion
et en varus ; jamais on ne doit immobiliser un pied
en varus pour ne pas tirailler les vaisseaux et les
nerfs qui suivent la face interne de la région du cou
de pied ; d'autre part, une immobilisation en **valgus**
s'opposerait mal à la déformation que l'on cherche à
corriger. Le plâtre doit maintenir suffisamment les
malléoles sans les blesser : on peut découvrir largement
le dos du pied et les bords, il est suffisant d'avoir une
simple semelle. Lorsque le plâtre est sec, il faut le vérifier et ne pas s'empresser de l'enlever si le malade se
plaint de souffrir du talon, c'est une douleur qui manque rarement et qu'il faut faire supporter le plus possible au malade.

Enfin, nous dirons que l'immobilisation doit être
courte. En principe, oui; dans les cas dont la déformation se reproduit peu, oui, également ; mais dans les
cas dont nous parlions tout à l'heure, où il était très
difficile de maintenir la réduction, il faut être prudent.
On peut l'enlever au quinzième jour, mais ne pas hésiter à en mettre un second si on a des doutes sur la
solidité de la consolidation. Lorsqu'on enlève le plâtre,
on sent avoir des consolidations non définitives, mais
suffisantes. Pour encourager la suppression de l'immobilisation, il est prudent, dans ces circonstances, de ne
pas supprimer tout, mais remettre le membre dans le
plâtre entre les séances de mobilisation et de massage.

Ces mauvais cas demandent quelquefois deux ou

trois attelles ; la durée de l'immobilisation atteindra ainsi trois semaines, quelquefois quatre; il est préférable de se soumettre à cela que de voir la déformation se reproduire et la nécessité de tout recommencer.

La convalescence doit être très surveillée : massage précoce, soigneux, mobilisation attentive de l'articulation tibio-tarsienne. Les liens élastiques, confiés au malade pour fléchir leur pied, aident beaucoup les manœuvres manuelles.

Enfin, le malade ne partira jamais sans un fort soulier à tuteur externe métallique. Cette précaution n'est pas signalée dans toutes nos observations, mais aucun n'a quitté le service sans cela. On évite ainsi la reproduction de la déformation qui peut se faire à très longue échéance. On peut exiger des malades le port de ce soulier pendant plusieurs mois. Il le font du reste volontiers, car ils se sentent plus solides et marchent plus facilement.

OBSERVATION XLI

*Fracture de l'extrémité inférieure du fémur sus
et intra-condylienne*

C... Auguste, trente ans, polisseur sur métaux, salle Saint-Louis.

Le 9 juillet 1902 le malade était monté sur une échelle, lorsque celle-ci glissa; la chute fut violente, le genou portant sur le sol.

A son entrée à l'hôpital, on constate une crépitation très marquée au-dessous de la rotule, qui est intacte. Le gonflement périarticulaire est considérable.

Immédiatement, on met le malade en traction avec le chariot de Volkmann :

De temps en temps, on remplace le chariot par un plan très incliné formant un angle très obtus. Tout ceci pour empêcher les raideurs de l'articulation du genou. Le degré de la flexion est changé fréquemment.

L'hémarthrose du genou est lente à disparaître et, le 25 août seulement, le malade se lève, possédant des mouvements articulaires limités, mais suffisants pour permettre un fonctionnement convenable de son membre.

OBSERVATION XLII

Fracture sus-condylienne du fémur droit.
Fracture de côtes. — Contusions diverses.

B. Benoît, quarante-cinq ans, manœuvre, salle Saint-Louis.

Le 29 octobre 1902, le malade a été renversé par un tramway et projeté sur un autre venant en sens inverse. On l'amène à l'hôpital porteur de contusions multiples sur lesquelles nous n'insisterons pas.

A la jambe droite, il présente une fracture sus-condylienne typique.

Après quarante-huit heures de repos, dans une gouttière ouatée, on place le membre malade en traction.

La consolidation se fait bien, mais les mouvements du genou restent limités et le malade a une tendance au *genu valgum*.

On essaye de corriger cette déformation avec une genouillère, doublée d'une attelle interne extrêmement solide.

Le 24 février 1903, le malade quitte le service, pour se rendre à Longchène, où il doit achever sa convalescence. La jambe est solide, mais le genou reste raide, avec mouvements de latéralité, vestiges de la dislocation articulaire ancienne

Observation XLIII

Fracture du condyle interne.
Arrachement du ligament latéral interne.

V... Pierre, soixante-huit ans, cultivateur, salle Saint-Louis, n° 44.

Le 17 janvier 1903 le malade conduisait une voiture, il tomba et la roue lui passa sur le genou droit.

On constate une cicatrice à la partie interne du genou, la peau est rétractée, adhérente. Il existe quelques ecchymoses.

En examinant l'articulation on voit qu'il existe des mouvements de latéralité très nets. Ces mouvements s'accompagnent de douleur au niveau des deux condyles. Pas de lésion du tibia ni du péroné. Le condyle interne est projeté en bas et en arrière : à sa place normale on sent une tuméfaction fluctuante. La radiographie révèle une fracture du condyle interne.

La peau, à ce niveau, est pincée entre le condyle interne et le plateau tibial, il se produit un peu de gangrène à ce niveau.

La jambe est placée dans une gouttière plâtrée. On fait des pansements secs : l'infection locale est très légère, le fragment de peau sphacélée s'élimine rapidement.

L'articulation est surveillée et déraidie de temps en temps.

Le 26 mai le malade sort, la fracture est consolidée, mais il existe une dépression très nette au niveau de la fracture ; le genou est assez libre, mais il reste encore des signes de la dislocation de l'article ; le malade a besoin de soutenir énergiquement son genou pour marcher facilement.

Les fractures sus-condyliennes et intra-condyliennes présentent certaines analogies avec les fractures de l'extrémité supérieure du tibia. Nos observations XLI et XLII se rapportent à des malades qui ont été soignés par l'extension, sans attendre de celle-ci les mêmes avantages que cette méthode donne pour les fractures de la diaphyse. C'est l'articulation qu'il faut surveiller. Il faut pouvoir la mobiliser facilement.

Plus la fracture est élevée au-dessus du condyle, plus nous nous rapprochons du type de la fracture de la diaphyse fémorale, plus l'extension est indiquée.

Plus, au contraire, la lésion est basse et voisine de l'articulation, moins le facteur déplacement sera à considérer et les moyens les plus simples pour avoir une certaine immobilisation permettant la surveillance de l'articulation, seront les meilleurs. On aura de préférence recours à l'extension, la jambe demi-fléchie, le creux poplité reposant sur le sommet d'un double plan incliné.

L'observation XLIII est tout à fait différente des précédentes. L'axe du fémur n'est pas intéressé, il n'y a en somme qu'une entaille latérale, qui ne modifie en rien la continuité de l'os, si on considère son rôle de colonne rigide destinée à supporter les pressions venant d'en haut. En conséquence, l'extension continue n'aurait eu dans ce cas aucune action heureuse, le fragment détaché échappant complètement à l'influence de la traction.

D'autre part, la dislocation articulaire, la déchirure ligamenteuse, auraient vraisemblablement été fâcheusement influencées par l'action du poids de l'extension, des lésions de ce genre exigent une immobilisation relative. La nécessité de surveiller la plaie contre-indiquant le plâtre, il ne restait en somme comme traitement que la simple gouttière ouatée : Quant à la réduction, dont nous n'avons pas parlé jusqu'ici, il est facile de concevoir qu'elle était impossible, la lésion portant sur le tissu spongieux de l'épiphyse condylienne.

Le fragment s'est bien soudé, conservant un déplacement initial. L'articulation est restée libre ; seuls quelques signes de laxité ligamenteuse ont persisté.

OBSERVATION XLIV

Fracture du fémur droit au tiers moyen.

R... Joseph, tripier, quarante-cinq ans, salle Saint-Louis, n° 34.

Le 2 février 1902 le malade a fait une chute du haut d'une échelle.

Il présente à son entrée une déformation de la cuisse siégeant à un travers de main au-dessus des condyles.

A ce niveau, on sent nettement les deux fragments écartés l'un de l'autre : le supérieur pointe en avant et en dehors, l'inférieur pointe en arrière.

Le 3 février on applique un appareil à traction. Le malade, étant alcoolique, supporte difficilement son appareil. On est obligé de lui donner de l'alcool pour le calmer.

Le 3 mars la consolidation est très avancée; on supprime la traction, on continue le massage comme pendant les jours précédents et le malade se lève.

Il sort le 6 mars avec une consolidation parfaite, en bonne position, lui permettant de marcher très convenablement, le mouvement n'a pas été mesuré.

Observation XLV

Fracture du fémur au tiers supérieur

Joseph L..., seize ans, peintre-plâtrier, Saint-Louis, n° 39.

Le 17 octobre 1903, le malade, en travaillant au pont de la Boucle, tomba sur le gravier d'une hauteur de 7 mètres environ.

On l'amène à l'hôpital portant à la tête des plaies superficielles ; le délire est continu, le malade est très agité. On peut constater à l'examen une fracture du fémur au tiers supérieur.

Pendant deux jours, même état délirant.

Gouttière plate, extension continue en abduction. Poids de 5 kilogrammes d'abord, de 7 ensuite.

Le 19 novembre, la fracture est consolidée avec un cal très volumineux ; le raccourcissement est de 1 cm. 50 seulement.

Après quelques jours de massage, le malade commence à se lever. On le garde longtemps, jusqu'à rétablissement complet.

Il sort le 1er janvier 1904, marchant sans canne et sans béquilles.

Observation XLVI

Fracture du fémur au tiers supérieur

Edouard C., maçon, quarante ans, salle Saint-Louis.

Le 1er juin 1903, le malade tombe d'un échafaudage élevé de 6 mètres.

On constate à l'entrée une fracture de côte et une fracture du fémur gauche au tiers supérieur.

Le malade est mis en gouttière plate de Bonnet. Le 3 juin

on applique une extension continue avec un double plan
incliné ; la jambe est placée en abduction pour permettre
au fragment inférieur de se mettre dans l'axe du supérieur
qui est attiré en dehors par les muscles pelvi-trochanté-
riens. Poids de 7 kilogrammes. Le 20 juillet, le malade
sort en bon état ; le racourcissement est de 3 cm. 5o.

Comme les fractures de la diaphyse humérale, celles-ci se prêtent admirablement au traitement par
l'extension continue. La seule chose spéciale à signaler, c'est que dans les cas où la lésion porte sur le
tiers supérieur, il faudra veiller à ce que le fragment
inférieur soit maintenu bout à bout avec le supérieur,
qui est toujours en abduction. Il est donc de toute
nécessité d'exercer la traction, la jambe étant fortement en abduction pour aller à la rencontre du fragment qui s'éloigne. On évitera ainsi la formation d'une
crosse et on diminuera le raccourcissement. Le procédé
de traction sur un double plan incliné, que nous avons
utilisé pour les fractures condyliennes, peut également
être employé dans les lésions de la diaphyse. La consolidation exige en général quarante jours, dans les
cas moyens. On ne saurait trop pendant toute la durée
du traitement, traiter les muscles par le massage et
ce que nous avons appelé l'auto-massage ; on ne s'ef-
frayera pas des cals volumineux du début, qui se
liment bien par le jeu ultérieur des masses musculaires.

Nous ne donnons pas d'observations de fractures du
col fémoral ; les cas ne manquent cependant pas. De
toutes les fractures traitées par l'extension, ce sont
certainement celles qui le sont le plus généralement ;

elles ne demandent du reste aucune précaution parti-
culière qu'il soit intéressant de signaler : la gouttière
Bonnet suffit souvent.

FRACTURES COMPLIQUÉES

Nous n'avons rien dit des fractures compliquées,
pour ne pas entrer dans des considérations parti-
culières. Il est cependant nécessaire de discuter certains points qui ont pu être considérés de façon différente par différents chirurgiens.

Lorsque Lucas-Championnière opposa la méthode
du massage au traitement par l'immobilisation à
outrance, il fit remarquer au début de son ouvrage que,
dans les fractures compliquées, il était possible sans
inconvénients d'appliquer sa méthode, prétendant que
la seule chose dont il fallait se méfier était l'inocula-
tion. En principe, la chose est exacte, mais il est prudent de faire des réserves à ce sujet. Une fracture
compliquée doit être toujours immobilisée au début ;
il faut attendre que la température parle. S'il ne se
produit aucune élévation thermique ; après quelques
jours, on est toujours à temps de commencer le traitement quel que soit celui que l'on adopte. Ces fractures ouvertes seront toujours placées dans une gouttière ouatée recouvertes d'un pansement aseptique ;
après quelques jours, s'il n'existe aucune indication à
intervenir : on pourra appliquer une attelle plâtrée ou
placer une traction continue, suivant les cas. Cette dernière méthode est cependant avantageuse, car elle permet de panser la plaie plus souvent sans faire supporter

au malade des mobilisations intempestives. Mais, d'autre part, il ne faut pas reculer devant l'application d'un plâtre, car il est permis de laisser un foyer cruanté sans pansement pendant plusieurs semaines ; quitte à surveiller de près les oscillations possibles de la température. Quant aux massages, nous pensons qu'il est nécessaire de temporiser : on attendra la cicatrisation complète de la plaie ; les déchets épidermiques détachés sont toujours dangereux pour un foyer ouvert

Si, au contraire, la fracture compliquée s'infecte, si l'on est obligé de drainer le foyer et de faire des résections d'esquilles, en général la question de l'extension continue ne sera pas posée. Pour les premiers jours, on se contentera de la simple gouttière ouatée, que l'on pourra remplacer par un plâtre ultérieurement. Ce plâtre sera transformé en appareil amovo-manovible et on pourra faire souvent de nouvelles attelles.

Nous nous en tiendrons à ces simples considérations au sujet des fractures compliquées, pour conclure à l'encontre de Lucas-Championnière, qu'il vaut mieux pour celles-ci s'abstenir de mobilisation, et cela d'autant plus catégoriquement qu'il n'y a plus de doute sur l'asepticité de la plaie ; il est toujours difficile de faire le diagnostic entre l'inflammation traumatique et l'inflammation d'origine microbienne.

CONCLUSIONS

I. Le traitement des fractures a été souvent une question de mode adoptée sous la pression d'une école : une méthode mixte s'impose. Elle doit varier même pour des cas en apparence semblables.

II. La réduction des fractures a toujours préoccupé les chirurgiens ; elle doit être le premier temps du traitement, mais il faut faire une très grande place à la surveillance du cal.

III. Le plâtre maintient bien les fractures, mais les rend difficiles à surveiller, il atrophie beaucoup les muscles et laisse des troubles articulaires, nerveux et cutanés souvent durables. L'extension continue maintient suffisamment et permet de suivre pas à pas la consolidation.

Si la déformation ou la tendance à la reproduction de la déformation n'existe pas ou plus, il ne faut jamais mettre de plâtre ; dans le cas contraire presque toujours. On peut, quelquefois commencer par une traction, finir par un plâtre.

IV. La convalescence est faite de petits soins, elle est souvent longue parce qu'elle est négligée. Ce sont eux qui font les bons résultats, ils doivent tenir autant de place que le reste.

TABLE DES MATIÈRES

Lyon. — Imp. A. Rey, 4, rue Gentil. — 37570

www.ingramcontent.com/pod-product-compliance
Ingram Content Group UK Ltd.
Pitfield, Milton Keynes, MK11 3LW, UK
UKHW021746090726
13657UKWH00002B/947